마음을 닦아
세상의 주인으로 산다

운류당 선도수련
(雲流堂 仙道修鍊)

마음을 닦아 세상의 주인으로 산다
운류당 선도수련(雲流堂 仙道修鍊)

초판 1쇄 인쇄 2020년 6월 10일
초판 1쇄 발행 2020년 6월 14일

신고번호 　제313-2010-376호
등록번호 　105-91-58839

지은이 　정석현
발행처 　보민출판사
발행인 　김국환
편집 　정은희
디자인 　김민정

주소 　인천시 서구 불로동 769-4번지 306호
전화 　070-8615-7449
사이트 　www.bominbook.com

ISBN 979-11-89796-75-4 03110

- 가격은 뒤표지에 있으며, 파본은 구입하신 서점에서 교환해드립니다.
- 이 책은 저작권법에 의하여 보호를 받는 저작물이므로 무단 전재와 복사를 금합니다.

이 도서의 국립중앙도서관 출판시도서목록(CIP)은 서지정보유통지원시스템(http://seoji.nl.go.kr)과 국가자료공동목록시스템(http://nl.go.kr/kolisnet)에서 이용하실 수 있습니다.
(CIP제어번호 : CIP2020019520)

마음을 닦아
세상의 주인으로 산다

운류당 선도수련
(雲流堂 仙道修鍊)

정석현 지음

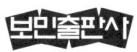

시작하기 전에

선도수련에는 스승과 문파에 따라 여러 길이 있습니다.

제가 오랫동안 배운 공부는 한당 선생님의 석문호흡입니다. 석문호흡은 매우 독창적인 수련체계를 갖고 있습니다. 단전의 중심[石門]부터 의식의 근원[原神]까지 구체적인 길을 안내하고 있으므로 누구나 지침대로 정성껏 수련한다면 모든 단계의 체득이 가능합니다. 정심명안(正心明眼)의 수련인이 좋은 선생을 만나 최선을 다해 노력한다면 이번 생에 도(道)를 이루는 것도 가능하리라 봅니다.

저는 공부에 경계를 두지 않고 널리 배우는 것을 좋아합니다. 많은 것을 기웃거렸으나 배움에 임해서는 철저히 실용주의 노선을 따랐습니다. 즉 나에게 유용한 것은 받아들이고 불필요한 것은 버렸습니다. 많은 책을 읽고, 여러 선생님을 모셨습니다. 무엇보다 삶을 통해서 겸허히 배워갔습니다. 배움에 있어 저의 삶은 자기 확신과 자기 부정의 연속이었습니다.

그렇게 공부한 까닭에 자신 있게 '너 자신의 길을 가라.'고 말할 수 있게 되었습니다.

저는 선도수련에 있어 여러 문파들의 관점에 거의 동의하지 않습니다. 그분들의 생각이 틀렸다는 것이 결코 아닙니다. 단지 제가 그분들의 삶과 다른 삶을 살았던 것만큼 공부를 보는 생각이 많이 다르다는 말입니다.

선도수련은 참으로 나다워지는 공부입니다. 사람이 생김새가 서로 다르듯이 공부의 길도 저마다 다릅니다. 한 가지 방법으로 백 명이 수련하면 백 가지 다른 각자의 길이 열립니다. 마치 똑같은 씨앗을 뿌리더라도 토양마다, 나무마다, 열매마다 모두 맛이 다른 것과 같습니다.

선도수련을 수단삼아 자신의 길을 가다보니 어느새 저만의 길이 생겼습니다. 조금도 앞선 것이 아니고 조금도 뒤쳐진 것이 아닌 그저 저의 길입니다.

제가 지도하는 스타일의 선도수련을 운류당 선도수련(雲流堂 仙道修鍊)이라고 부릅니다. 제가 토굴이라 부르던 기존의 문파에서 벗어났을 때 머물던 곳이 운류당(雲流堂)입니다. 한당 선생님께서

지어주신 도호(道號)가 누를 황(黃)에 바람 풍(風)이니, 저의 인연들을 만나서 바람결 따라 흐르며 삶을 즐기겠다고 지은 당호(堂號)와 정신공부의 주된 수단으로 삼은 선도수련 체계를 합한 것입니다.

이제 분명히 제 의사를 밝힙니다. 같은 스승에게 배웠으나 가는 길이 달라서 기존 문파에서 완전히 벗어나고자 합니다. 제가 지도하는 공부는 기존 석문호흡 체계와 다르며 여타 다른 문파의 그것과도 다릅니다. 제가 공부를 잘못 배우고 지도했다 해도 저의 부족함일 뿐이니 성공도 실패도 모두 저에게 책임이 있을 것입니다.

선도수련은 인연지득(因緣之得)의 공부입니다. 선도가 지향하는 도의 세계는 본래 밝고 맑고 고요합니다. 그 가운데 홀연히 한 생각이 일어나 그것을 나라고 믿기에, 사람들은 스스로 납득되면 받아들이고 그렇지 않으면 받아들일 수 없습니다. 하여, 공부를 배우고자 할 때는 먼저 자신이 진정 원하는 것을 묻고, 스스로 선택할 수 있다는 것을 알아야 합니다. 이미 저와 인연이 닿아 공부를 배우시는 분들과 앞으로 만날 분들 모두가 스스로 자신의 공부를 선택할 수 있기를 바랍니다.

- 2020년 6월 운류당에서

황풍 **정석현** 書

목차

시작하기 전에 / 4

서론. 修心世主 _ 마음을 닦아 세상의 주인으로 산다 / 10

제1장. 입문 _ 仙門에 들어오다 / 66

제2장. 기본 _ 몸을 단련하여 진기를 운기한다 / 84

제3장. 중급 _ 진기를 단련하고 마음을 깨닫는다 / 120

제4장. 상급 _ 빛을 타고 올라 근원에 이른다 / 156

제5장. 낙도낙생 _ 도를 즐기고 삶을 즐긴다 / 180

맺음말 / 183

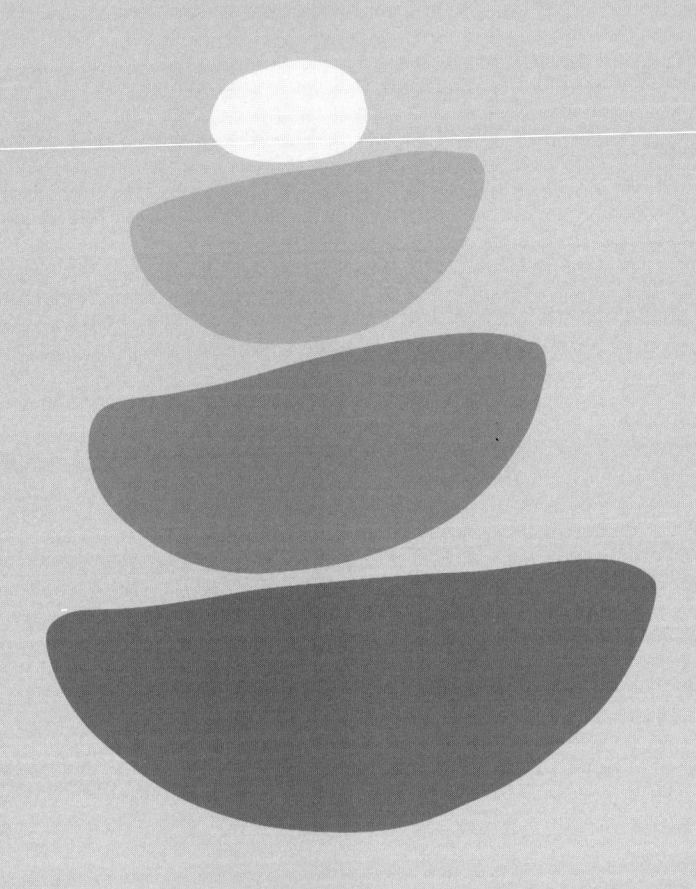

서론. 修心世主

마음을 닦아 세상의 주인으로 산다

운류당 선도수련의 핵심

　모든 공부에는 핵심이 되는 것이 있습니다. 운류당 선도수련의 핵심요결에 대해 말씀드리겠습니다.

　첫째, 운류당의 공부는 도공부와 더불어 마음공부, 세상공부의 원만함을 중시합니다. 세 가지 공부가 하나로 통하는 경지를 지향합니다. 그 하나가 무엇일까요? 바로 나 자신입니다. 사람은 태어나서 모든 것을 배워서 압니다. 배우는 자인 나를 주체로 삼고, 도와 마음, 세상을 배움의 대상으로 삼습니다. 저는 삶을 배움의 주체와 대상을 포함한 자기 이해의 과정으로 보고 있습니다.

　둘째, 도(道)공부는 정기신(精氣神)을 단련하는 것입니다. 사람에게 있어 정기신은 세 가지 보물, 삼보(三寶), 또는 영성을 깨우는 세

가지 약, 삼약(三藥)이라 합니다. 우리가 수련(修鍊)이라 하는 것은 수심(修心)과 연정기신(鍊精氣神)의 줄임말입니다. 도(道)공부는 정기신 셋을 단련하여, 마음을 닦는 것 하나에 귀결(歸結)하는 것입니다.

셋째, 모든 것에는 중심이 있습니다. 마음의 중심은 참나[眞我]이며, 생명의 중심은 호흡입니다. 인체의 중심은 단전이고, 단전의 중심을 석문(石門)으로 잡고, 호흡이 단전의 중심에 이르도록 합니다. 이로써 진기(眞氣)를 얻어 단련합니다.

넷째, 공부에 적용하는 원리는 원형(圓形)입니다. 본래 도(道)의 세계는 시작과 끝이 없고, 높고 낮음도 없으니, 공부 역시 처음과 끝이 통하여 하나로 이어지는 순환(循環)의 이치와 원의 사고를 따릅니다.

다섯째, 기본과정의 체득을 중시합니다. 기본과정은 호흡[調息], 축기(蓄氣), 운기(運氣)입니다. 단전의 중심에 호흡이 닿으면 기운을 담을 수 있는 그릇이 형성됩니다. 이를 단전그릇이라 합니다. 단전그릇에 기운을 모으는 것을 축기라 하고, 축기된 기운을 경락으로 운행하는 것을 운기라 합니다. 이렇게 기운을 쌓고 단련하는 공부가 단학(丹學), 선(仙)의 도(道)입니다. 저는 그냥 도(道)공부라고 부롭니다.

기본과정이 부실하면 그 다음 공부를 인정하기 어렵습니다. 기운을 단련하는 기본을 탄탄히 하여 수심양성(修心養性)의 마음공부로 나아갑니다.

여섯째, 공부의 진행은 점, 선, 면, 공간, 시간 순서입니다. 단전축기에서 시작하여, 전신경락을 진기로 운기하고, 혈을 열어 천지간의 기운을 전신으로 호흡하고, 망형(忘形)하여 양신출신과 신인합일에 이르는 모든 과정입니다.

일곱째, 공부의 지향하는 길은 자립(自立)입니다. 누구든 스스로 설 수 있으면 세상의 주인으로 살 수 있습니다. 자기 삶의 주인으로 살고자 하는 자는 의당 스스로 설 수 있어야 합니다. 어떻게 스스로 설 수 있을까요? 스스로 서고자 하는 자는 먼저 근본마음의 참뜻[眞意]을 깨닫는 것을 목적하고, 마음과 몸, 진기와 도계(道界), 나와 세상의 일들을 수단으로 삼아 공부합니다.

운류당 선도수련을 배우기 전에

운류당 선도수련의 목적은 진인(眞人)이 되는 것입니다. 진인이란 참사람, 진짜를 말합니다. 진인은 삶의 지향점이자 수련의 목적입니다.

인생은 영원한 미제(未濟)입니다. 무엇도 결코 멈추거나 끝나지 않습니다. 끝없이 굴러갈 뿐입니다. 그런 까닭에 수련인은 공부에 정성을 다할 뿐, 작은 성취를 얻었다고 '내가 진인이다.' 이렇게 말하지 않아야 합니다.

진인은 남과 비교하지 않습니다(不比他人). 남이 나를 알아주길 바라지 않습니다(不願人知己). 그리고 스스로 속이지 않습니다(不欺自心). 이것은 심훈(心訓)입니다.

진인은 형이상학적인 신인(神人)이 아닙니다. 진실로 사람다운 사람, 나 자신으로 사는 생활인입니다. 나 자신으로 산다는 것은 무엇일까요? 모든 변화는 나로부터, 삶은 나답게, 참되게 공부하여 나다워지는 것입니다.

'모든 변화는 나로부터'의 의미는 '내 안에서 찾으라.'는 말입니다.

사람은 눈을 뜨면 안보다는 밖이 더 잘 보이는 관계로, 모든 것을 밖에서 찾고 욕망하며 타인과 비교하고 또 원망합니다. 그러다보면 곧 길을 잃습니다. 모든 변화를 나로부터 찾는 사람은 남과 비교하지 않습니다.

단언하건대 가치 있는 것은 그 무엇도 밖에서 찾을 수 없습니다. 아주 작은 것조차도 내 안에서 찾아야 비로소 찾아집니다. 왜냐하면 인지의 주체가 나인 까닭입니다.

'삶은 나답게'의 의미는 '내가 원하는 게 뭐지?' 묻으란 말입니다.

누군들 자신이 원하는 삶을 살고 싶지 않겠습니까. 하지만 누구도 스스로 원하는 것을 묻지 않습니다. 그래서 모릅니다. 단지 타인의 욕망을 보고 또는 들어서 자신의 욕망으로 삼습니다. 그래서 헛된 것입니다. 욕망이 헛된 것이 아니라 자신이 진정 원하는 것이 무엇인지 모르고 있기 때문에 헛되다고 합니다. 헛된 것을 추구하며 비교하다보니 그 과정은 고통스럽고 결과를 얻어도 곧 공허해집니다. 자신이 원하는 것이 무엇인지 알고 자신의 삶을 사는 사람은 남이 알아주기를 바라지 않습니다.

'참공부는 나다워지는 것'의 의미는 **'나를 느껴보라.'**는 것입니다.
고요 속에 자신을 느껴보는 것은 오랜 시간 수련을 해온 사람에게는 매우 쉬운 일입니다. 고요함이 곧 지혜입니다. 참나[眞我]는 고요함으로 찾을 수 있습니다. 전신의 혈을 열고 진기를 호흡하며 나를 느껴봅니다. 고요함은 곧 맑음으로, 맑음은 밝음으로 승화됩니다. 인지의 중심이 자각되면 밝고, 맑고, 고요한 상태에 이릅니다. '나는 어디서 와서 어디로 가는가?', '나는 누구인가?' 이 모두는 내 안에서 찾는 것입니다.

어떤 사람이 도(道)공부를 하고자 하여 청하면, 저는 그분이 道器(도를 담는 그릇됨)인가 아닌가를 위의 세 가지를 놓고 곰곰이 숙고해봅니다. 기준이 분명하면 나아갈 방향을 정할 수 있습니다.

수련보다 수행이 더 중요하다

　도(道)가 사람을 키우는 것이 아니라 사람이 도를 키웁니다. 도(道)가 흥하고 망하는 것은 오직 그 사람에게 달려 있습니다. 그 사람이 아니면 도가 전해지지 않습니다.

　마음을 닦고 정기신을 단련하는 것을 수련이라 하면, 수련의 공부를 담는 그릇은 인격입니다. 인격을 단련하는 것이 수행입니다. 수련보다 수행이 더 중요합니다. 물론 더 어렵습니다. 대충 책만 보고 공부한 사람들은 수행보다는 수련에 더 집중하는 경향이 있지만 그러면 안 됩니다. 공부가 뒤로 갈수록 어지러워져서 마무리가 안 됩니다. 올바른 수행자는 수행의 수단으로써 수련을 하고, 학문을 하고, 사회적으로 책임 있는 행동을 합니다.

수련의 성취를 위해 인격을 단련하느냐, 아니면 인격의 단련을 위해 수련을 하느냐는 사람마다 생각이 다를 것입니다. 무엇을 우선하느냐 그것이 격(格)입니다. 사람들은 저마다 자신의 격이 있습니다. 격은 마음의 그릇입니다. 단전의 그릇을 만들어 진기를 담듯이 마음의 그릇은 수련의 공부를 담습니다.

격이 높은 사람은 어떤 사람일까요? 제 생각은 이렇습니다.

스스로 바로 서고자 합니다(修道自立). 역경에서 말하기를 「스스로 마음을 굳게 하여 쉬지 않고 노력하고, 덕을 두텁게 하여 만물을 포용한다(自强不息 厚德載物).」는 바로 그 사람입니다. 경제적, 심리적, 영적인 자립을 지향하며 스스로 단련하고 있다면 충분히 격이 높다고 할 것입니다.

내 안의 빛과 그림자를 다스릴 줄 압니다(陰陽治樂). 전통적으로 선도의 공부는 속세초월을 말해왔습니다. 그래서 금욕(禁慾)과 금촉(禁觸)을 중시했습니다. 저는 좀 더 적극적으로 공부하시길 권하고 있습니다. 두려움과 욕망을 직면하세요. 그리고 다뤄서 초월하십시오. 이것은 어느 것도 쉽지 않은 공부입니다. 이것이 바른 길이라고 믿고 있기에 스스로 그렇게 할 뿐입니다. 지도할 때는 권하되 강요하지는 않습니다.

모든 것을 둘이 아닌 마음으로 바라봅니다(不二觀行). 세상의 모든 것은 서로 연결되어 있습니다. 유기적 관계입니다. 어느 것 하나도 떨어져 있는 것이 없습니다. 이것이 있으므로 저것이 있고, 이것이 사라지면 저것도 사라집니다. 끝임 없이 변화하므로 항상(恒常)된 것이 없습니다. 내 안의 것은 밖으로 들어나고, 위에서 이뤄진 것은 아래에서도 이뤄집니다. 둘이 아닌 마음으로 바라본다는 것은 스스로를 존중하는 그 마음으로 상대를 존중하는 것입니다.

도(道)공부의 성공은 정성(精誠)에 있습니다. 결코 종교의 믿음이나 철학의 논리, 혹은 수련의 방법, 누군가의 인가(印可)로 나에게 주어지는 것이 아닙니다. 자기를 성찰하고 마음의 정성을 다하는 것으로 스스로 얻는 것입니다.

> 「마음이 도에 있는 것이 아니라 도가 마음공부에 있다(心不在 道 道在心工).」〈심경〉

참되게 공부하여 진인의 삶을 살고자 하는 사람은 일심정성(一心 精誠) 여부를 수련의 성취보다 더 중시해야 합니다. 스스로 정성들여 스스로 구원하는 것이 공부입니다. 스스로 참되게 하므로 참된 사람이 되는 것입니다.

「술(術)은 알기 쉬우나 도(道)는 만나기조차 어렵다. 비록 우연히 만났다 하더라도 전심전력으로 행하지 않기 때문에 천 명, 만 명이 배워도 끝내는 한두 사람의 성공자도 없는 것이다. 그러므로 배우는 사람은 정성(精誠)을 가장 귀하게 여겨야 할 것이다.」〈용호비결〉

仙道, 한국 문화의 정수

한국에서 가장 귀한 문화의 정수는 선도(仙道)입니다. 한국의 정신문화는 선도에서 시작하여 불교, 유교, 기독교의 정신으로 내려왔습니다. 선도가 정신문화의 무의식적 근원인 셈입니다. 그래서 선도에 대한 이해를 갖고 공부를 했으면 합니다.

우리가 무엇을 배울 때는 가장 귀한 것을 배워야 합니다. 정수(精髓)라고 하지요. 우리가 이 나라 이 땅에 이 시기에 태어났다면 분명 이유가 있지 않겠습니까? 사실 우리가 잘 모르고 있더라도 모든 것에는 나름의 분명한 이유가 있습니다. 저는 우리가 동북아시아에 태어났고, 동북아시아에서도 한국에 태어났으니 한국에서 가장 귀한 것을 배워야 한다고 생각합니다.

정신공부를 할 때 꼭 읽어봐야 할 내용이 몇 편 있습니다. 선도에 있어서 핵심이 되는 것으로 천부경과 삼일신고입니다. 몇 편 더 보셔야 하는데, 모두 유불도의 요결들입니다. 제갈량의 계자서, 경허의 참선곡, 정렴의 용호비결, 여동빈의 백자명입니다. 이 글들은 읽어서 아는 것만으로는 부족하고 체득해야 하는 내용들입니다. 짧은 글이니 한 번씩 숙독하시기 바랍니다.

천부경(天符經)은 모두 천지인(天地人)에 대한 이야기입니다.

「마음의 근본은 태양의 밝음을 기준하니, 사람 안에는 하늘과 땅의 밝음이 있다(本心本太陽仰明 人中天地一).」

태초에 아무것도 없는 어둠 속에서 무엇을 기준해야 했을까요? 바로 태양과 같은 밝은 빛[光明]입니다. 하나의 빛 안에 시작과 끝, 있음과 없음이 모두 공존한다. 이것이 천부경의 핵심입니다. 선불유기(仙佛儒基)를 막론하고 모든 정신공부의 성공 여부는 살아있는 동안 얼마나 정신의 빛을 밝혔는가에 기준합니다. 그렇게 기준이 선 이후에 "어떻게 하면 한정된 시간 동안 좀 더 효율적으로 빛을 밝힐 수 있을까?" 하는 방법론이 나옵니다. 이걸 조금 풀어서 쓴 게 삼일신고입니다.

삼일신고(三一神誥)의 핵심 되는 내용을 몇 구절 소개합니다.

「소리와 기운으로 간절히 원하고 빌면 친히 그 모습을 드러내시니, 자신의 본성에서 씨알을 구하라. 이미 너희 머릿골 속에 내려와 계시니라(聲氣願禱 絶親見 自性求子 降在爾腦).」

「자신의 본성을 통하고 공적을 이룬 사람은 하늘궁전에 올라 영원한 쾌락을 누릴 수 있다(惟性通功完者 朝永得快樂).」

저는 '마음을 닦고 정기신을 단련하여 도계입문(道界入門)하라.'는 뜻으로 풀고 있습니다.

그리고 성통공완의 방법론으로써 조식(調息), 지감(止感), 금촉(禁觸)을 제시합니다. 조식은 호흡을 고르게 쉬는 것, 지감은 오욕칠정을 다스리는 것, 금촉은 욕심을 절제하는 것입니다.

저는 조식은 도(道)공부, 지감은 마음공부, 금촉은 세상공부로 봅니다. 혹자는 금촉을 몸공부로 해석하는데 그건 잘못된 해석입니다. 몸공부는 도(道)공부 안에 있으므로 세상공부가 오히려 적절합니다. 세상공부를 할 때는 하나의 요령이 있습니다. 종교 수행자들처럼 욕망하는 것을 억누르거나, 두려움을 회피하는 것이 아니라, 그것을 직면하고 다뤄서 초월하는 것입니다. 이게 세상공부의 핵심입니다. 직면하고 다뤄서, 초월하는 것!! 우리의 무엇 하나 세상을 떠나있지 않습니다.

계자서(誡子書)는 제갈량이 자식 교육을 위해 쓴 글입니다. 학문을 하는 자세에 대해 이야기합니다. 짧은 글이므로 전문(全文)을 소개합니다.

「군자의 길[修行]은,

고요함[靜]으로 자신을 다스리고,
검소와 절제로 덕을 기른다.
욕망에 휘둘리면 가치 있는 삶을 살 수 없고,
고요함이 없으면 뜻을 이룰 수 없다.

배움에는 고요함[靜]이 필요하고,
재능은 반드시 배움[學]을 필요로 한다.
배움[學]이 없으면 재능을 넓힐 수 없고,
고요함[靜]이 없으면 배움을 이룰 수 없다.

방자하고 오만하면 정밀한 이치를 알 수 없고,
조급하고 경솔하면 본성을 다스릴 수 없다.

그러는 사이에 젊음은 시간과 함께 흩어지고,

의지는 세월과 함께 사라진다.

가을날의 고목처럼 시들어 떨어져

이룬 것도 없이 가난과 고뇌로 슬픔에 잠겨 탄식한들

그때는 후회해도 이미 소용이 없으니,

어찌할 것인가?」

인생은 무언가를 이루기에는 너무 짧고, 아무것도 하지 않고 보내기에는 지루할 정도로 깁니다. 수행자는 시간을 귀하게 여겨야 합니다. 젊음은 길지 않고, 공부할 시간도 많지 않습니다. 계자서는 '모든 것은 배울 수 있고, 고요함으로 그것을 이룬다.'는 뜻입니다. 수행(修行)은 고요함[靜]의 공부[學]입니다.

참선곡(參禪曲)은 경허 스님께서 참선을 하는 후학을 위해 쓰신 글입니다. 구절마다 간곡함이 담겨있어서 스승의 사랑을 받는 것 같습니다. 공부할 때 읽으면 좋습니다. 회광반조(回光反照)하는 구절만 의역해서 소개합니다.

「앉고 서고 보고 듣고 옷 입고 밥 먹고 사람 만나 대화하고

모든 장소와 모든 시간에 밝고 맑게 지각하는 이것이 무엇인고?

몸뚱이는 송장이요 망상번뇌는 본래 없으니

천진면목 나의 부처,

보고 듣고 앉고 눕고 잠도 자고 일도 하고

눈 한 번 깜짝할 때 천리만리 다녀오고

허다한 신통묘용 분명한 나의 마음 어떻게 생겼는고?

의심하고 의심하되 고양이가 쥐 잡듯이 주린 사람 밥 찾듯이

목마를 때 물 찾듯이

육칠십 늙은 과부 외자식을 잃은 후에 자식 생각 간절하듯이

생각하고 생각하여 잊지 말고 깊이 궁구하여

일념이 만념 되게 하여 자는 것과 먹는 것을 잊을 지경에 이르면 크게 깨닫기 가깝다.」

모든 것에는 중심이 있어서 마음 또한 그러합니다. 「모든 장소와 모든 시간에 밝고 맑게 지각하는 이것」이 마음의 중심입니다. 수련이 깊어져 전신의 기운이 순환하고, 주요 혈을 모두 열어 천지의 기운과 소통하며 호흡하는 가운데 '이것'을 회광반조라 합니다. 저는 '인지하는 나를 느낀다.'는 의미로 중심자각(中心自覺)이라 합니다.

용호비결은 북창 정렴 선생님의 글입니다. 단학의 입문자들을 위해 핵심만 요약한 지침서입니다. 용호비결은 허준의 동의보감에

도 많은 영향을 주었습니다. 함께 읽어보시면 좋겠습니다.

「만약 능히 똑똑하게 깨달을 수 있다면, 한마디 말로 충분하다 하겠다. 즉 공부의 시초는 폐기(閉氣)하는 일뿐이다.」

폐기는 기운을 단전에 모으는 것입니다. 용호비결에는 폐기(閉氣)를 시작으로 태식(胎息)을 하고 주천화후(周天火候)를 수련합니다. 운류당 선도수련에서는 같은 의미의 것을 축기(蓄氣), 단전호흡, 운기(運氣)라고 합니다.

「(폐기, 태식, 주천화후) 위의 세 조목은 비록 각각 이름을 붙이기는 하였으나, 오늘에 한 조목, 명일에 또 한 조목을 행하는 것이 아니고, 행하는 공부는 오로지 폐기하는 중에 있어야 한다.」

결국 선도수련은 축기가 중요합니다. 축기에서 시작하여 축기로 끝난다 해도 과언이 아닙니다. 기운을 쌓는 축기가 중요하기 때문에 기운을 쌓는 곳, 단전이 또한 중요합니다. 단전의 중심은 석문(石門)입니다. 이것은 수련의 중요한 요결(要訣)입니다. 입문과정에서 다시 말씀드리겠습니다.

끝으로 여동빈의 **백자명(百字銘)**입니다. 여동빈은 당대의 전설적인 신선으로 선도와 불도 모두에 통한 이인(異人)이었습니다. 백자명은 정통 도가의 수련법입니다. 하지만 내용을 살펴보면 불가의 깨달음을 포함하고 있습니다. 참된 공부는 원래 선불유기(仙佛儒基)의 경계가 없습니다. 도(道)공부와 마음공부에 관련한 여러 글을 읽다보면, 공부의 낮고 높음의 차이와 표현방법이 다를 뿐 핵심은 동일하다는 것을 알게 됩니다.

백자명은 운류당 선도수련의 중급과정 공부와 상통하는 것이 있습니다. 중급과정에서 다시 소개하겠습니다.

도심학사

지금부터 말씀드릴 것은 도심학사(道心學事)에 대한 것입니다. 도심학사는 선도, 마음, 세상과 배움에 대한 제 견해입니다.

먼저 **도(道)공부**부터 시작합니다. 도(道)라는 글자에는 많은 뜻이 있습니다. 도의 의미에는 진리를 깨달은 누군가가 자신의 생각을 세상에 표현한 신념체계와, 그러한 깨달음을 체득하는 방법으로써 학습체계가 있습니다. 신념체계는 선불유기와 동서고금의 정신문화 유산에서 설해지는 이치들입니다. 학습체계는 구체적인 방법론입니다.

여기서 말하는 도공부는 신념체계가 아니라 학습체계로써 도입니다. 한마디로 정기신을 단련하는 방법입니다. 상징은 삼각형입니다.

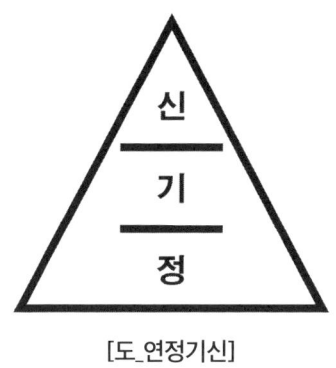

[도_연정기신]

　이것은 선도수련을 함에 있어 하나의 시작입니다. 천지인(天地人) 중에 인(人)에 해당됩니다. 삼각형의 맨 밑에 있는 것이 정(精)입니다. 여기서 중요한 공부의 요결을 하나 말씀드리겠습니다. **'늘 정을 충만하게 해둘 것!!'** 어떤 공부를 하던 성공을 원한다면 정을 낭비하지 말고 충만하게 해놓아야 합니다. 그래서 정충(精充)이라고 합니다. 정충은 몸공부를 말합니다. 정이 충만하면 고요함을 체득할 수 있습니다.

　정(精) 위에 있는 것이 기(氣)입니다. 보통은 기장(氣壯)이라고 합니다. 기가 굳세다는 의미입니다. 여기도 요결이 있습니다. 기라고 다 같은 기가 아닙니다. 호흡을 한다고 똑같은 기가 들어오지 않습니다. 물론 똑같은 기운이 단전에 쌓이는 것도 아닙니다. 기를 닦되 생기나 허기가 아니라 진기를 닦는 것이 요결입니다.

기에는 깊이에 따라 3가지 분류가 있습니다. 하나는 최면이나 명상을 할 때 생기는 허기(虛氣), 즉 관념적으로 만들어지는 기입니다. 또 하나는 호흡과 음식물에 의해서 생기는 생기(生氣)입니다. 그리고 석문단전에서 생기는 진기(眞氣)가 있습니다. 이것은 큰 범주에서 기(氣)를 수준별로 나눈 것입니다. 기는 이론만으론 이해의 한계가 있을 수 있습니다. 반드시 체득을 통해 살필 필요가 있습니다.

기(氣) 위에는 신(神)이 있습니다. 신명(神明)이라고 표현합니다. 여기서 신은 종교철학에서 말하는 God이 아니라 빛과 의식을 말합니다. 신을 단련하는 것을 빛공부라고 합니다. 빛공부는 심안을 열고 빛을 인식하는 것에서 시작하기 때문에 공부를 할 때 난이도가 상당합니다. 여기서 요결은 고요하면 맑아지고, 맑아지면 밝아진다는 것입니다. 차면 넘친다는 말처럼, 정이 충만하면 고요함을 얻고, 기가 굳세면 맑음을 얻고, 신이 밝으면 빛을 보게 됩니다.

이것이 도공부의 큰 틀입니다. 도공부는 인체 내에 존재하는 약, 정기신을 단련하는 것입니다.

수련에는 중요한 축이 하나 더 있습니다. 바로 마음공부입니다. 마음공부는 원형으로 상징합니다. 천지인의 천(天)입니다. 심(心)이란 글자에도 많은 뜻이 있습니다. 여기서 마음공부는 곧 수심양성(修心養性)을 말합니다.

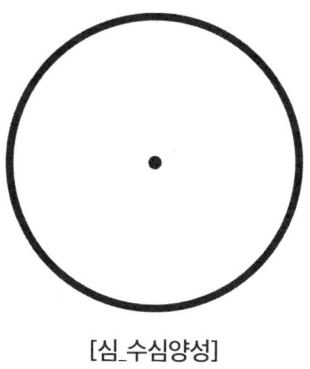

[심_수심양성]

앞서 수련은 수심(修心)과 연정기신(鍊精氣神)이라고 했습니다. 즉 마음을 닦고, 정기신을 단련하는 것입니다. 여기서 마음공부를 대표하는 수심(修心)은 정기신을 단련하는 것보다는 상위의 개념입니다. 더 중요하다는 말입니다. 제가 한당 선생님 문하에 있을 때는 '선수심 후운기(先修心 後運氣)하라.'고 배웠습니다.

수심양성(修心養性)은 마음을 닦고 성품을 기르는 것입니다. '마음을 닦는다.' 할 때 마음은 생각을 말합니다. 수심은 올바른 생각을 하라는 뜻입니다. 저는 자기분석(自己分析)으로 풀고 있습니다. 현대 심리학의 모든 지혜가 자기분석에 쓰일 수 있습니다.

'성품을 기른다.' 할 때 성품은 생각 이전의 자리를 의미합니다. 표현에 따라 시간적으로는 생각 이전이고, 공간적으로는 생각과 생각 사이입니다. 그럼 나는 어디 있을까요? 분명한 것은 생각이

나는 아니라는 것입니다. 생각이 일어나기 전에 생각을 일으키는 나를 느껴보는 것이 중심자각(中心自覺)입니다.

그리고 하나 더 공부해야 될 것이 있습니다. 바로 천지인의 지(地)이며 사각형으로 상징되는 세상공부입니다. 저는 삶을 즐긴다는 의미에서 낙생(樂生)이라고 표현합니다. 삶을 즐긴다는 것은 어떤 쾌락이나 유흥을 말하는 것이 아닙니다. 두려움과 욕망을 직면하고 다루어 초월하는 것을 말합니다. 세상은 모르면 고통이지만 알면 즐길 수 있습니다. 모든 것에 배움이 필요한 이유도 이 때문입니다. 세상공부는 내 안의 두려움과 욕망을 다루어, 보다 가치있는 삶을 사는 것입니다. 저는 세상공부를 음양치락(陰陽治樂)하는 것이라고 말합니다.

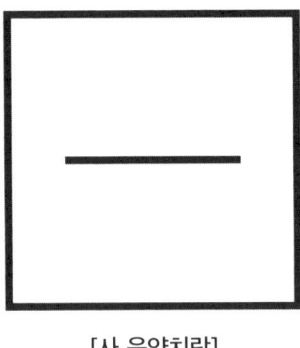

[사_음양치락]

세상에 모든 것은 배울 수 있습니다. 우리가 무언가를 잘 배울 수만 있다면, 두려움은 성장으로 바뀌고, 위기는 기회가 되며, 필요는 발명을 낳고, 어두움은 밝음으로 승화되며, 가난은 부의 시작이 되고, 욕망은 가치 있는 삶을 사는 선물이 됩니다. 저는 배우는 것을 좋아하여 배움을 낙도(樂道)라고 합니다.

정신공부는 여기에 핵심이 있습니다. 한마디로 낙도낙생(樂道樂生) 도심학사(道心學事)입니다. **'도를 즐기고, 삶을 즐긴다. 도공부, 마음공부, 세상공부를 원만히 한다.'** 바로 이것입니다.

수련은 정기신 셋을 닦아 마음 하나로 통하게 하는 것입니다. 참된 나 자신을 알아가는 공부와 세상과 더불어 가치 있는 삶을 사는 것, 이것이 운류당 선도수련을 통해 배울 수 있는 모든 것입니다.

도공부_연정기신

　모든 공부에는 요결(要訣)이 있습니다. 요결의 체득 여부로 공부의 성취도를 점검합니다.

　선도공부는 전통적으로 삼련법(三鍊法)을 따릅니다. 삼련법은 연정화기(鍊精化氣), 연기화신(鍊氣化神), 연신환허(鍊神還虛)하여 환허합도(還虛合道)한다는 것입니다. 정을 단련하여 기로 바꾸고, 기를 신으로 바꾸고, 신을 허로 돌려, 도와 하나 된다는 의미입니다. 중국 전진교 오류파 계통에서 유래된 개념인데, 대체로 선도는 이런 과정을 거칩니다.

　운류당 선도수련에서는 '**선도입문하여 호흡으로 석문을 열면, 정은 기로 변화하고, 기는 빛으로 변화하여, 빛을 타고 근원에 이르러**

태초의 빛과 합일한다. 이로써 도를 즐기고 삶을 즐긴다(仙道入門 鍊精化氣 鍊氣化神 鍊神還原 樂道樂生).'고 합니다.

이것이 도공부이며, 정신을 단련해가는 과정입니다. 입문부터 시작하여 기본, 중급, 상급 과정을 거치며 모두 배웁니다.

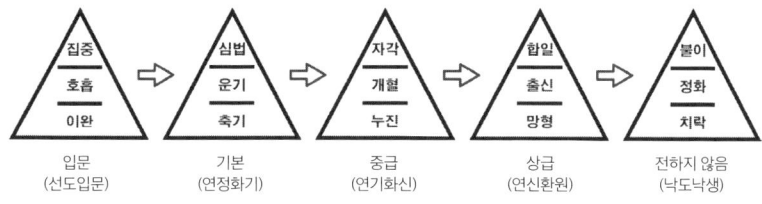

[정기신을 단련하는 과정]

점, 선, 면, 공간, 시간

수련의 단계는 점, 선, 면, 공간, 시간 순서로 깊어집니다.

단전을 만들고, 축기를 하는 것이 '**점**'이고, 진기로 대맥과 임독맥, 중맥, 십이정경과 기경팔맥을 운기하는 것이 '**선**'입니다. 선도 입문에서 기본과정까지입니다. 단전의 한 '**점**'에서 경맥의 '**선**'으로 진기를 소통시켜 인과의 때를 지우고 밝음을 확장시킵니다.

전신의 혈을 열고 진기를 온몸으로 호흡하는 것이 '**면**'입니다. 보통 피부호흡 단계에 해당합니다. 저는 전신호흡(全身呼吸)이라 말합니다. 전신호흡이 가능해지면 본격적으로 중심관(中心觀)을 잡고 수심양성(修心養性)의 마음공부를 합니다.

수련이 '면'에서 '공간'에 이르면 상급과정 공부에 들어갑니다. 상급과정은 주로 내관(內觀)을 수련하므로 의식이 내면공간으로 들어갈 수 있어야 합니다. 내 안에 우주가 있다는 말처럼 내면공간은 우주처럼 넓고 깊으며 고요합니다. 내면공간의 공간감이 고요함의 실체입니다. 고요함에 들면 빛과 합일하여 나라는 의식은 있으나 나라는 경계가 사라집니다. 의식이 공간에 몰입되어 형체를 잊으므로 망형(忘形)이라 합니다.

양신을 단련하여 도계에 입문한 이후, 시간을 역행하여 끝에서 처음에 이르는 것이 '**시간**'입니다. 빛을 타고 시간을 거슬러 오르면 의식의 근원이자 나의 태초의 빛인 원신(原神)이 있습니다. 그 빛은 태초의 형상이 있고, 원신은 태초의 형상으로 보여집니다. 원신과 합일하면 처음과 끝이 만나고 원(圓)이 이루어져 원만함을 얻습니다. 이것이 '나나워지는 공부'입니다.

다음은 운류당 선도수련의 단계입니다.

선도입문 - 仙門에 들어오다
1단계. 단전형성
2단계. 단전축기
이완, 호흡, 집중을 수련합니다.

단전에 중심을 잡고 기운을 모을 단전그릇을 만듭니다.
생각과 느낌을 바라보는 무심관(無心觀)을 배웁니다.

기본 - 몸을 단련하여 진기를 운기한다

3단계. 대맥운기

4단계. 소주천(임독운기)

5단계. 온양

6단계. 대주천

7단계. 체외운기

8단계. 환골

9단계. 환정

축기, 운기, 심법을 수련합니다.
진기를 얻고 기본운기(대맥, 임독맥, 중맥)를 단련합니다.
정을 기화하여 누진체(漏盡體)를 이룹니다.

중급 - 기운을 단련하여 마음을 깨닫는다

10단계. 개혈

11단계. 귀일

12단계. 관음

13단계. 전신주천

14단계. 채약

15단계. 기화신

누진, 개혈, 자각을 수련합니다.

나를 느끼는 중심관(中心觀)을 배웁니다.

상급 - 빛 타고 올라 근원에 이른다

16단계. 개안

17단계. 양신

18단계. 도계

19단계. 합일

지금까지 공부한 것을 내관(內觀)하여 심안(心眼)을 엽니다.

망형, 출신, 합일을 수련합니다.

빛으로 나를 느껴보는 신성관(神性觀)을 배웁니다.

(* 낙도낙생 - 심득사항으로 별도 지도하지 않습니다.)

20단계. 불이

21단계. 정화

22단계. 치락

둘이 아닌 마음으로 인과를 풀고(不二心 因果解),

빛과 그림자를 다스려 삶을 즐긴다(陰陽治樂).

  이렇게 수련단계를 잡으면 수련의 흐름이 원활해져서 공부가 빨라지고 시간의 낭비가 없습니다. 결과적으로 심안이 밝아지고, 회광반조가 쉬워져 도공부, 마음공부, 세상공부를 원만히 하는 데 많은 도움이 됩니다.

  전작(前作)인 〈수련요결〉의 단계에서 일월성법, 풍수법, 선인법이 빠졌습니다. 그리고 대주천 이후 체외운기, 환정, 환골, 개혈, 관음, 개안 등 여섯 단계가 새로이 추가되었습니다. 새롭게 추가된 것들은 수년간 모두 체득하여 증거한 것입니다. 성심성의로 한다면 분명 도움이 될 것입니다.

고요함을 얻기 위해서

지금 저는 공부의 얕은 곳부터 높은 곳까지를 이야기하고 있습니다. 이런 질문을 받곤 합니다. "우리는 수련을 왜 해야 할까요?" 저는 고요함을 얻기 위해서라고 말합니다. 고요함은 공부의 시작이고 끝입니다. 고요함은 내면의 평화입니다. 고요함에는 삶을 치유하고 변화시키는 힘이 있습니다.

"어떻게 고요함을 얻을 수 있을까요?" 고요함은 모든 것 속에 있습니다. 심지어는 고통과 번잡함도 고요함으로 들어가는 문이 됩니다. 보통은 호흡과 이완에서 시작합니다. 고요함은 느끼는 것입니다. 연습할수록 익숙해집니다. 호흡이 깊고 고를수록, 이완이 잘 될수록, 자세가 안정적일수록, 체력이 좋을수록, 오장육부의 정이 충만할수록 고요함이 깊어집니다. 고요함은 정(精)의 충만함에서 옵니다. 고요함은 정을 기르고, 정을 충만히 하여 고요함을 기릅니다.

바른 자세로 온몸을 이완하고 호흡을 천천히 깊고 고르게 합니다. 몸이 고요해지면 내면의 평화가 찾아옵니다. 고요함을 느끼다 보면 정신이 맑아집니다. 맑은 정신에서 올바른 생각이 납니다. 올바른 생각은 올바른 선택을 할 수 있도록 돕습니다. 이로써 나를 잃지 않고 나답게 사는 것이 가능해집니다. 이것이 오늘날 우리에게 수련이 필요한 이유입니다.

고요함이 깊어지면 맑아지고, 맑음이 깊어지면 밝아집니다. 모든 것은 궁극에 이르면 변합니다. 고요함 역시 그러합니다. 맑음은 기의 순환에서 옵니다. 밝음은 고요함과 맑음에서 옵니다.

> 「가득 차면 변하고 변하면 통하고 통하면 오래한다. 이로써 하늘이 도움으로 길하여 이롭지 않음이 없다(窮則變 變則通 通則久 是以自天祐之 吉无不利).」〈역경 계사전〉

정이 충만하면 고요함을 얻고, 고요함이 깊어지면 진기가 통합니다. 진기가 통하여 순환하면 끊임이 없으니 정신이 맑아지고 영이 밝아집니다. 이것이 **'명청정(明淸靜)'**입니다. 깨달을 수만 있다면

이 말 한마디면 됩니다. 밝고 맑고 고요함이 곧 '나'입니다. 모든 마음이 여기서 기인합니다.

도공부가 깊어져 기를 체득하고, 대소주천을 운기하고, 양신을 출신하여 천지간을 돌아다니는 것도 모두 고요함에서 옵니다. 수련을 배우는 것은 고요함을 익히는 것입니다.

모든 것에는 중심이 있다

　모든 것에는 중심이 있습니다. 중심은 역(易)에서 태극이라 표현하는 것입니다. 마음의 중심은 참나[眞我]입니다. 참나는 생각 이전의 자리입니다. 마음의 중심은 고요함 속에서 찾습니다. 생명의 중심은 호흡입니다. 호흡을 고르게 하는 것이 조식(調息)입니다. 생명은 리듬이 있어서 조식을 하면 생명이 리듬을 타고 건강을 회복합니다.

　인체의 중심은 단전입니다. 단전은 머리, 가슴, 배에 하나씩 있습니다. 각각 상단전, 중단전, 하단전이라고 합니다. 이 세 곳을 삼단전이라 합니다. 상단전은 인당, 중단전은 옥당, 하단전은 석문이 통혈(通穴)입니다. 통혈은 문(門)을 의미합니다.

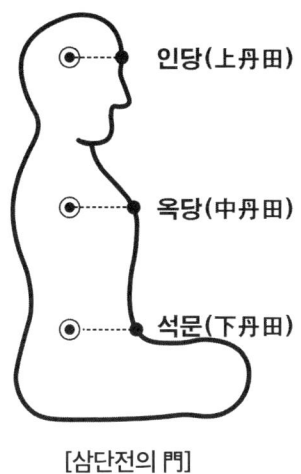

[삼단전의 門]

　삼단전의 뿌리가 되는 곳이 하단전입니다. 수련은 하단전부터 시작합니다. 하단전은 정(精)을 담당하고, 중단전은 기(氣)를, 상단전은 신(神)을 담당합니다. 수련은 정기신을 닦는 것이므로 순서는 하단전에서 정을 충만히 하고 축기(蓄氣)하는 것부터 시작합니다.
　하단전을 대표하는 경혈은 기해, 관원, 석문입니다. 각 경혈은 하나의 문(門)으로 어느 문을 열고 들어갔느냐에 따라 공부의 내용이 달라집니다. 이것은 하나의 중요한 요결입니다. 하단전의 중심으로 통하는 문은 석문(石門)입니다.

　단전의 중심은 여의주입니다. 여의주를 단(丹)이라 부릅니다. 석문을 열면 진기를 얻고 운기를 하여 여의주를 찾을 수 있습니다. 꼭 기억해둡니다. **'석문이 단전의 문(門)입니다.'**

석문을 열려면 호흡을 해야 합니다. 호흡을 깊고 고르게 하여 하단전 석문에 닿게 합니다. 호흡이 하단전 석문에 닿으면 석문이 열리고 여의주가 조화를 일으켜 단전이 자리 잡습니다. 단전의 중심에 여의주가 있습니다. 이것이 석문을 단전으로 잡는 이유입니다. 단전(丹田)은 단이 있는 곳입니다. 만약 단이 없다면 단전(丹田)이 아니라 그냥 밭[田]이라 불러야 할 겁니다. 하단전 여의주를 찾을 수 있는 통혈이 석문입니다. 여의주는 인위로 만드는 것이 아니라 단전의 중심에서 찾는 것입니다.

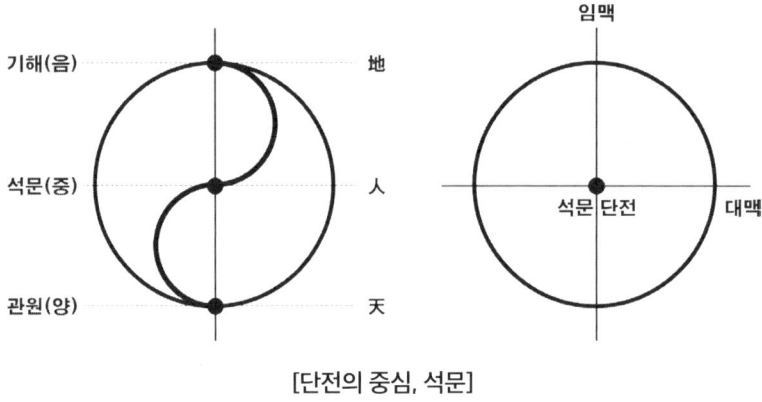

[단전의 중심, 석문]

석문을 열어 단전의 중심을 잡고 수련하는 실증적인 이유에 대해 말씀드리겠습니다.

첫째는 **수련의 효율성**입니다. 석문을 단전으로 잡고 수련하면 누구나 수련의 성과를 볼 수 있습니다. '누구나 수련의 성과를 본다.'는 말은 쉽게 할 수 있는 말이 아닙니다. 뜻을 세우고도 수년간을 허송세월로 보낸 후에야 이 말의 가치를 알 수 있습니다. 단전이 석문에 자리 잡으면 모은 기운이 흩어지지 않고 노력한 만큼 수련의 공으로 쌓이므로 시간의 낭비가 없습니다. 좋은 선생을 만나서 진심으로 정성껏 수련한다면 누구나 이 책에 언급한 모든 과정을 공부할 수 있습니다.

둘째는 **안정성**입니다. 석문은 음양의 균형을 이룬 중심혈입니다. 수련의 만 가지 어려움을 석문단전 하나로 모두 풀어냅니다. 석문은 선문(仙門)에 있어 만법귀일지처(萬法歸一之處)입니다. 석문단전을 통해 진기(眞氣)를 체득합니다. 진기는 음양이 조화로워 물과 불의 성질을 모두 갖고 있습니다. 차면 흐르고 모자라면 멈춥니다. 한 번 이어지면 끊임없이 흐르지만 결코 지나치지 않습니다. 신기는 기질이 인정적이고 음양의 편향됨이 없어서, 화기(火氣)를 조절하기 위한 목욕온양(沐浴溫養)의 과정이 필요 없고, 주화입마(走火入魔) 같은 수련의 부작용도 없습니다. 남녀노소 불문하고 누구나 수련할 수 있는 안정성이 있습니다.

셋째는 **수련의 성과**입니다. 정신공부의 성공 기준은 명명(明明)에 있습니다. 즉 '얼마나 정신의 빛을 밝혔는가?'입니다. 수련은 선천의 밝음을 다시 밝히려는 노력이며, 나다워지는 공부입니다. 석문을 열고 단전이 자리 잡으면 진기를 얻어 운기할 수 있습니다. 전신경맥을 진기로 소통시켜 온몸 가득 진기를 채우면 영력이 커지고 정신의 빛이 밝아집니다. 이는 수련자를 만나 직접 투시해보면 더욱 분명합니다. 굳이 말하자면 진기로 유통한 경락이 LED 빛의 밝기라면 생기(生氣) 유통은 신문지 지면의 밝기 정도입니다. 경락의 밝기 차이가 수련의 성과 차이입니다. 석문으로 수련하면 밝음을 밝히는 데 탁월한 성과가 생깁니다. 저는 정신공부를 하는 동호인에게 문파와 이론을 떠나 석문을 단전으로 잡고 공부해보시라 권합니다.

주천, 하늘을 돌다

　도가의 수련법에는 고대 천문학의 용어들이 많습니다. 주천(周天)도 그중의 하나입니다. 주천은 천체의 궤도를 따라 원을 그리며 돈다는 뜻입니다.

「사람은 땅을 본받고 땅은 하늘을 본받고 하늘은 도를 본받고 도는 스스로 그러한 것을 본받는다(人法地 地法天 天法道 道法自然).」〈도덕경〉

　진인은 마땅히 땅과 하늘과 도를 본받아 스스로 그러하게 합니다. 도를 본받은 사람은 땅은 쌓여서 이뤄지는 것이므로 축기를 하고, 하늘은 원을 그리며 궤도를 순환하므로 운기를 합니다. 그것이 스스로 그러하도록 체계를 구축합니다. 원형의 원리가 적용된 운기체계를 주천이라 부릅니다.

　사람은 소우주입니다. 인체에는 천지와 상응하는 체계가 있습니다. 예를 들어 사람에게 대맥운기는 지구의 자전과 상응합니다. 임맥과 독맥을 운기하는 소주천은 달의 공전과 상응합니다. 오혈을 뚫고 중맥을 운기하는 대주천은 지구의 공전과 상응합니다.

　운류당 선도수련에서 원형(圓形)의 원리는 기본, 중급, 상급의 모든 과정에 적용되는 공식입니다. 본래 도(道)의 세계는 시작과 끝이 없고, 있음과 없음도 없고, 높고 낮음도 없으며, 주체와 대상의 구별도 없습니다. 하나의 크고 작은 원형의 연속입니다. 작게는 기본운기와 주천이 그러하고, 크게는 양신출신과 원신합일이 그러합니다. 공부는 처음과 끝이 통하여 하나로 이어지고 순환(循環)하므로 원만함을 얻습니다.

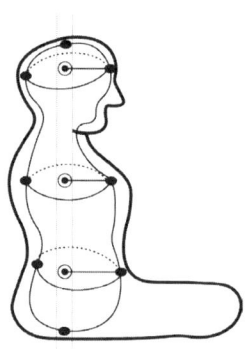

[기본운기_주천도]

앞의 그림은 [기본운기_주천도]입니다. 단전을 감싸고 좌측으로 순환하는 경맥이 대맥(帶脈)입니다. 아래에서부터 각각 하주대맥, 중주대맥, 상주대맥이라 부릅니다. 대맥을 유통하는 것을 대맥운기라 합니다. 대맥운기는 진기주천의 첫 단계입니다.

다음은 소주천(小周天)입니다. 소주천은 '작은 하늘을 돈다.'는 뜻입니다. 몸의 앞면과 뒷면의 중앙 부위를 지나는 임맥과 독맥을 유통하는 수련입니다. 소주천은 몸의 음양을 다스립니다.

대주천은 '큰 하늘을 돈다.'는 뜻입니다. 대주천은 진기를 운기하여 용천, 노궁, 백회의 오혈(五穴)을 뚫고 회음에서 백회까지 통하는 중맥(中脈)을 단련합니다. 대주천은 천지의 기운과 소통하는 공부입니다.

기본운기는 단전축기부터 대맥운기, 소주천, 대주천을 단련하는 것입니다. 기본운기는 매단계마다 진기의 흐름이 끊임이 없도록 두텁게 단련해야 합니다. 기본운기의 요결입니다. '운기는 끊임이 없어야 합니다.' 한 가지 더 말씀드리겠습니다. 주천을 멈추지 않고, 끊임없이 운기하면 '수련의 복리효과'가 생깁니다. 복리로 이자에 이자가 붙는 것처럼 주천을 쉬지 않으면 진기가 기하급수로 단련되어 갑니다. 이것도 중요한 요결입니다.

하늘의 운행은 멈추지 않습니다. 주천의 뜻은 끊임없이 순환하는 것입니다. 주역 건괘에「하늘의 운행은 한결 같으니 군자는 이를 본받아 쉬지 않고, 하루 종일 노력한다(天行健 君子以 自强不息 終日乾乾).」는 것을 기준으로 정진합니다.

기본운기를 충실히 하면 내공의 기본이 쌓입니다. 기본적인 정기신을 단련하고 나서 수심양성(修心養性)의 마음공부로 나아갑니다.

마음공부_수심양성

기본과정을 마치면 본격적인 마음공부에 들어갑니다. 마음공부는 수심양성(修心養性)하는 것입니다.

"어떻게 마음을 닦고 성품을 기를 수 있을까요?"

우리가 '마음을 닦는다[修心].' 할 때 '마음'은 생각을 말합니다. '닦는다'는 바른 생각을 하는 것입니다. 〈대학〉에 「천자로부터 서민에 이르기까지 모두 수신을 근본으로 삼아야 하며, 수신은 먼저 그 마음을 바르게 함에 있다(自天子以至於庶人 壹是皆以修身爲本 修身在正其心).」고 하였습니다. '바르다'는 것은 자연스럽고 걸림이 없는 것입니다.

제가 생각하는 수심은 '마음에 걸림이 없도록 하는 것'입니다. 마음의 걸림은 집착에서 옵니다. 생각을 나라고 믿을 때 집착이 생기고 고가 옵니다. 그렇다면 어떻게 해야 할까요? 먼저 생각을 살펴봐야 합니다. 생각을 살펴보는 것을 자기분석(自己分析)이라 합니다. 구체적인 내용은 이렇습니다.

생각을 할 때는 지각(知覺)하는 입장을 바꿔봅니다. 나와 너, 관찰하는 자의 세 위치에서 두루 살핍니다. 역지사지(易地思之)입니다. 상대편 입장에서 생각해볼 줄 아는 사람은 무례함을 저지르지 않습니다. 지각의 전환이 훈련되면 생각의 폭이 넓어지고 집착을 놓고 마음의 편안함을 얻습니다. 곧 의식의 확장이 일어납니다.

인과(因果)의 고리를 통찰합니다. 현재의 선택이 어떻게 과거의 경험과 미래의 목적으로 연결되는지 살핍니다. 중요한 것은 현재의 선택입니다. 내가 원하는 것이 무엇인지 묻고 그것을 얻을 수 있는 현재의 대안을 찾습니다. 아마도 많은 경우에 과거의 상처와 결핍의 경험이 미래의 욕망과 두려움으로 연결되어 있음을 보게 될 것입니다. 그래도 괜찮습니다. 인과의 고리를 풀어내려면 상처는 치유되어야 하고 결핍은 충족되어야 합니다. 그리고 이 모든 과정은 스스로 이해되어야 합니다.

빛과 그림자를 다루고 통합합니다. 내 안에 빛에 대한 갈망이 클수록 그림자는 짙어집니다. 즉 빛이 있으면 그림자가 있고, 그림자가 있다는 것은 빛도 있다는 것입니다. 사물의 양면을 보는 것은 지혜의 시작입니다. 내 안의 어두운 면을 인정하고 수용하여 밝은 면과 통합합니다. 빛과 그림자를 다루는 것은 인생의 원만함을 얻게 합니다.

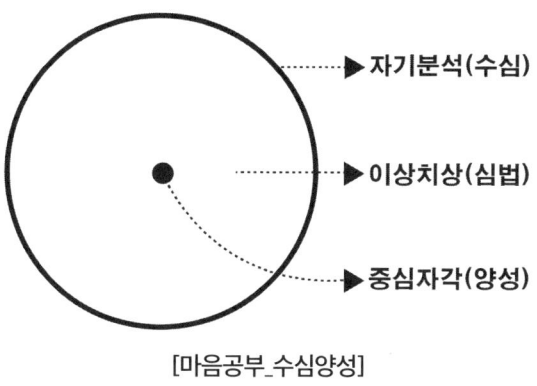

[마음공부_수심양성]

'성품을 기른다[養性].' 할 때 '성품'은 생각 이전의 자리를 의미합니다. 성품의 성(性)은 마음[心]이 생기는[生] 곳입니다. 시간적으로는 생각 이전이고 공간적으로는 생각과 생각 사이입니다. '기른다'는 나를 느끼는 것입니다. 아주 쉬운 방법이 있습니다.

눈을 감고 고요함에 들어 내면의 나를 느껴봅니다. 생각이 떠오르면 생각을 좇지 말고 '누가 생각하는가?' 묻고 생각하는 주체를 음미합니다. 생각이 일어나는 순간마다 생각을 일으키는 나를 느껴봅니다. 이것이 중심관(中心觀)입니다. '마음의 중심을 살펴 깨닫는다.'는 의미에서 중심자각(中心自覺)이라 합니다.

성품을 기르려면 관(觀)을 해야 합니다. 관은 마음을 살펴 기르는 것입니다. 저는 '음미한다'고 합니다. 관하는 공부도 순서가 있습니다. 생각과 생각 사이에 생각이 없는 자리를 살피는 것이 무심관(無心觀)입니다. 생각뿐만 아니라 감정과 감각도 동일하게 살핍니다. 무심히 집중하고 음미합니다. 모든 것은 영원한 것이 없습니다. 영원하지 않는 것은 곧 변합니다. 생각이 많아도 생각의 사이가 있고, 고통이 심해도 집중하여 음미하면 다룰 수 있습니다. 생각과 생각 사이를 음미하고 고통을 직면하면 내면의 평화와 만날 수 있습니다. 이것도 훈련이 필요하고 훈련하면 누구나 일상의 평화를 경험할 수 있습니다.

무심관이 익숙해지면 고요함이 깊어집니다. 살아있음이 즐겁고 호흡만 해도 심신이 맑아집니다. 고요함 속에 나를 느껴보는 것이 중심관(中心觀)입니다. 중심관이 깊어지면 맑아지고 밝아져서 내 안에 신성의 빛을 보게 됩니다. 내 안의 빛을 보고 느끼는 것이 신성관(神性觀)입니다. 신성관에 깊이 들면 감사함이 온몸으로 솟아납니다. 감사함이 깊어지면 자연스럽게 시작과 끝, 인식의 대상과 주체, 있음과 없음, 빛과 그림자가 둘이 아님을 깨닫게 됩니다. 둘이 아닌 마음으로 일체를 살피는 것이 불이관(不二觀)입니다. 불이심이 깊어지면 다시 무심이 됩니다. 관의 수행은 무심관에서 시작하고 결국 무심관으로 끝납니다.

마음공부에는 수심과 양성 외에 한 가지 더 중요한 것이 있습니다. 마음의 활용에 대한 것입니다. 먼저 심법(心法)이 있습니다. 심법은 마음을 쓰는 법입니다. 마음에 뜻을 새겨서 무의식과 의식을 연결하고, 중심과 생각을 잇습니다. 또한 무의식에서 생기는 진기를 다루는 방법이기도 합니다. 앞으로 도공부를 하는 동안 여러 단계의 심법을 배우게 될 겁니다.

보다 넓은 의미에서 마음을 활용하는 것을 이상치상(以想治想)이라 합니다. 상으로써 상을 다스린다는 뜻입니다. 상(想)은 내가 보고 듣고 느끼는 모든 감각정보를 통해 지각된 것입니다. 사람은 상을 통해 인지하므로 상이 없으면 모든 것이 사라집니다. 상이 없는 경지를 맛보더라도 다시 상이 있는 여기에 이르러야 합니다. 이것이 비우고 채우고의 의미입니다. 사람의 삶은 상으로 살고 상으로 마치므로 반드시 상을 다룰 수 있어야 합니다. 누구나 상을 다룰 수 있으면 원하는 삶을 살 수 있습니다. 도공부도 결국 상을 다루어 참나를 깨닫고자 하는 것입니다.

수심양성의 마음공부는 중심자각에서 시작하여, 자기분석을 철저히 하고, 상으로써 상을 다루는 것으로 원만함을 얻을 수 있습니다.

세상공부_음양치락

　　정기신을 단련하여 고요함을 익히고, 참나를 자각하여 중심을 잡은 다음에는 세상에 임하여 실행해봐야 합니다. 세상공부는 각자의 일터를 도장(道場)으로 삼고, 삶을 과제로 하여 수행하는 것입니다. 사실 수련이 어려운 것이 아니라 수행이 어렵습니다. 수행은 실천하며 배우는 것입니다. 나의 한계를 인식하는 것에서 시작해서 삶에 대한 겸허함으로 배우고 모든 것에 대한 감사함으로 끝맺습니다. 결코 쉬운 공부는 아닙니다.

　　세상의 모든 것은 음양(陰陽)이 있습니다. 빛이 있으면 그림자가 있고, 그림자가 있다는 것은 어딘가 빛이 있다는 것입니다. 어둠 속에서도 빛을 볼 수 있고, 빛이 밝아도 어둠을 수용할 수 있어야 합니다. 마음을 닦고 기운을 단련하여 세상의 음양을 다룰 수 있으면 원만함을 얻을 수 있습니다. 이를 '빛과 그림자를 다루어 즐긴다(陰陽治樂).'고 합니다.

세상은 진인의 마음을 닦는 수련장입니다. 고요함을 익히고 세상일을 통해 나를 성찰하는 힘이 커지면 중심이 모든 것에서 자각됩니다. 마침내 내가 세상에 있는 것이 아니라 세상이 내 안에 있다는 것을 깨닫습니다. 이를 "마음을 닦아 세상의 주인으로 산다(修心世主)."고 합니다.

세상공부의 다른 한 면은 현실의 문제를 해결하는 과정에서 배움을 얻는 것입니다. 배움을 멈추지 않는 것이 중요합니다. 당면한 문제를 해결하기 위해 많은 것을 배우다보면 지혜가 생깁니다. 삶은 끊임없는 배움과 자기 이해의 과정입니다. 세상의 모든 것 속으로 들어가 삶이 가르쳐주는 모든 것을 배웁니다. 무엇도 마다하지 않습니다. 그것이 고통일지라도 받아들입니다. 이것이 진인의 세상공부입니다.

가치 있는 삶을 추구하며 살고자 할 때 우리는 내 안의 그림자를 세상의 것으로 만납니다. 세상의 그림자는 '돈'과 '색'과 '힘'과 '이름'입니다. 저는 이것을 '사[四]가지'라 부릅니다. 사가지는 세상에 있지만 실제는 내 안에 있는 것입니다. 나의 '욕망'과 '두려움'이 세상에 표현된 그림자입니다. 사가지의 무엇 하나도 다루기가 쉽지 않습니다. 다루지 못하면 곧 휘둘립니다. 휘둘리다보면 나를 잃게 됩니다. 곧잘 사가지가 주인이 되고 우리는 욕망과 두려움에 종이 되어 부려집니다.

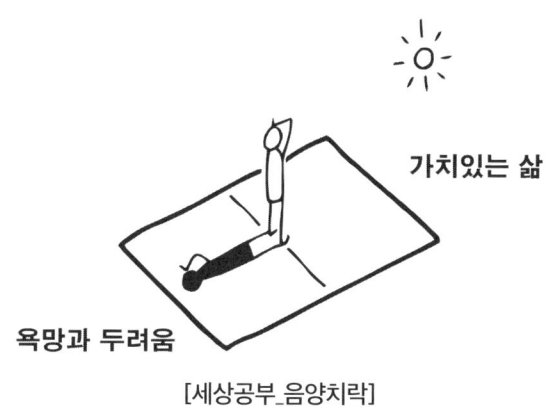

[세상공부_음양치락]

돈에 휘둘리면, '내 것이 있다.'는 착각에 빠집니다. 탐욕은 만족을 모릅니다. 가난하든 부유하든 돈에 걸리면 똑같습니다. 색에 휘둘리면, 스스로를 속이게 됩니다. 작게는 나를 망치고 크게는 남을 망칩니다. 힘에 휘둘리면, '내 말을 들어야 한다.'는 분노가 생깁니다. 힘이란 것은 남에게 내 말을 듣게 하려는 욕망과 남에게 무시당할 것에 대한 두려움의 표현입니다. 이름에 휘둘리면 '내가 누구이다.'는 생각에 집착합니다. 생각으로 지은 나를 나로 믿고, 남이 알아주길 바라는 마음으로 삽니다.

그림자를 다루고자 할 때는 욕망은 절제하고 두려움은 직면합니다. 절제해야 멈출 수 있고, 직면해야 다룰 수 있습니다. 그림자를 다루면 지혜를 배울 수 있습니다. 돈의 그림자를 다루면 넉넉함을 얻게 되고, 색의 그림자를 다루면 사랑과 건강을 얻게 됩니다. 힘의 그림자를 다루면 주위에 좋은 친구들을 많이 두게 되고. 이름의 그림자를 다루면 마음의 평온을 얻습니다. 과거에는 욕망과 두려움이었던 것들이 지금은 지혜의 보고가 됩니다. 지혜는 인생의 후반기에 결실을 맺는 경우가 많습니다.

세상공부는 단지 '피하지 않는 자세'면 족합니다. 세상공부를 말할 때에는 말이 지나치지 않도록 늘 경계해야 합니다. 어려운 것을 쉽게 말할 수는 없습니다.

폭풍우를 겪은 후에야 그 나무의 뿌리가 얼마나 깊은지 알고, 시련의 시간이 지난 후에야 그 사람의 심지가 얼마나 굳은지 압니다. 시간 속에서 사람을 보면 누구나 훤히 보입니다. 한 가지 생각은 하나의 점이 되고, 한 가지 선택은 하나의 선이 됩니다. 생각과 선택이 쌓이면 점들이 연결되어 선이 됩니다. 연결된 선이 그 사람의 인생입니다. 수없이 도전하고 좌절하고 일어섭니다. 공부는 행으로 하는 것이지 말로 하는 것이 아닙니다. 우리는 살면서 많은 말을 하지만 스스로 증명되지 않으면 그 말을 신용할 수 없습니다. 도를 공부하는 이는 스스로 신용할 수 있는 사람이 되어야 합니다.

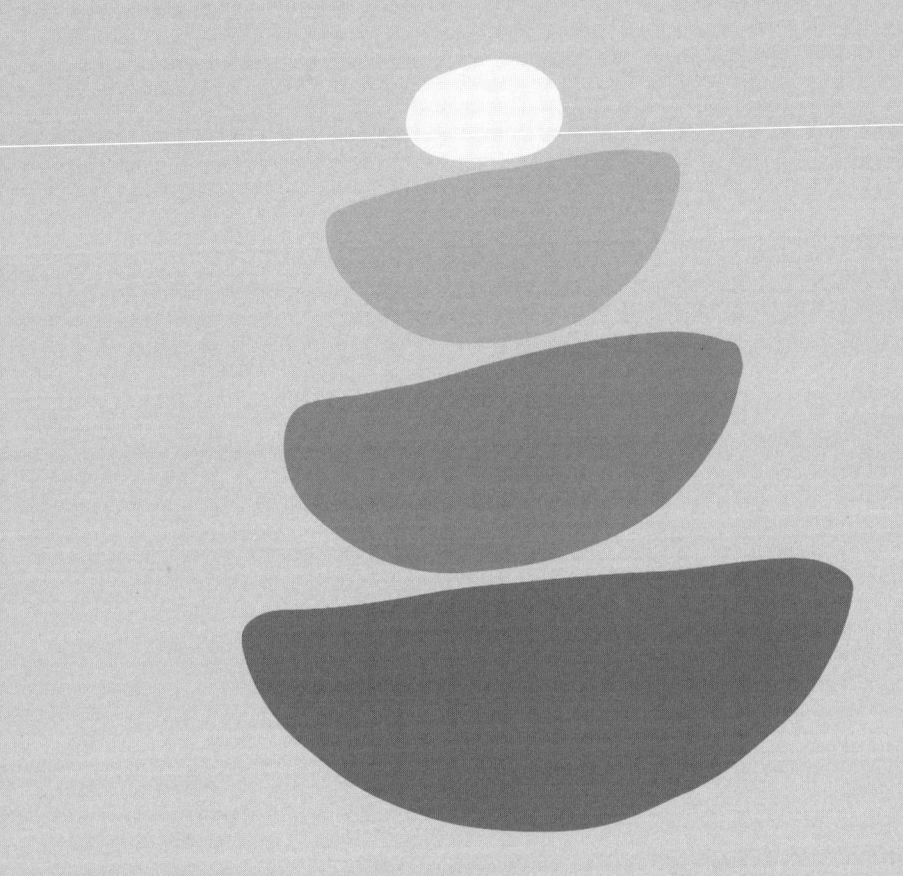

제1장. 입문

仙門에 들어오다

입문_仙門에 들어오다

선도는 정기신을 단련하는 것으로 곧 단(丹)을 닦는 공부입니다. 단(丹)이란 밝음[明]이며, 조화[易]입니다. 단은 일월(日月)과 음양(陰陽), 호흡(呼吸)을 상징합니다. 단을 닦는 것은 호흡을 통해 밝음을 닦는 도(道)입니다.

세상에서 도를 공부하려는 사람은 먼저 만 가지 어려움을 극복하고 반드시 도를 이루겠다는 결의가 있어야 합니다. 세상에는 유혹이 많고 공부만 해도 단계마다 넘어야 할 시험이 있습니다. 뜻이 굳지 않으면 큰 공부는 이루지 못합니다. '수련에 소성(小成)은 없다. 반드시 대성(大成)하겠다.'는 각오가 심법이 되어 도를 이루는 큰 힘이 됩니다.

도공부는 먼저 단전을 만들고, 진기를 모아 전신경맥을 운기하고, 도광영력으로 영육을 밝게 하여, 양신을 출신하고 빛을 타고 올라 자신의 근원의 빛과 합일하는 것입니다. 공부는 입문단계부터 시작하여 점, 선, 면, 공간, 시간의 순서로 진행합니다. 입문과정은 단전을 만들고 기운을 모으는 단계입니다. 체득사항은 '이완, 호흡, 집중'입니다. 이완을 통해 고요함을 얻고, 호흡을 통해 맑음을 얻고, 집중을 통해 밝음을 얻습니다.

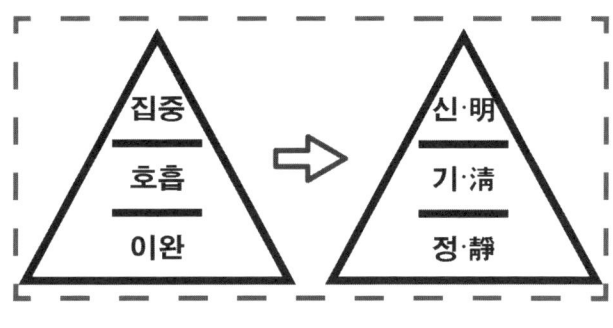

[입문 : 이완 · 호흡 · 집중]

먼저 호흡을 통해 이완하는 것을 배웁니다. 이완은 몸의 힘을 빼고 편안하게 만드는 것입니다. 이완을 연습할 때는 앉거나 눕거나 상관이 없으나 보통은 누워서 시작합니다. 먼저 누워서 눈을 감고 양 발은 어깨 너비로 벌리고 양 손은 손바닥이 하늘을 향하게 하여 양 옆에 놓습니다. 호흡은 천천히 들이쉬고 내쉬되, 편안하고 자연스럽게 합니다. 호흡을 통해 이완을 할 때는 내쉬는 호흡에 맞춰 힘을 빼주는 것이 요령입니다.

순서는 양 발부터 시작하여, 양 손과 머리, 온몸으로 의식을 옮겨가며 이완합니다. 방법은 의식을 양 발에 두어 양 발의 감각을 느껴봅니다. 편안한지 긴장된 부위는 없는지 얼마나 이완되어 있는지를 느끼면서 호흡을 내쉬며 힘을 빼줍니다. 다음은 양 손을 이완합니다. 머리를 느끼며 눈과 얼굴 등의 힘을 빼줍니다. 온몸을 느끼며 긴장된 부위가 없도록 모두 이완합니다. 모든 과정은 천천히 진행합니다.

이완하는 방법은 잘 배워놓아야 합니다. 온몸의 긴장이 완전히 풀려서 단잠이 올 정도로 편안해지면 진정한 휴식이 무엇인지 알 수 있습니다. 밤에 잠을 자기 전이나 일상 중에도 짬을 내어 이완 훈련을 하면 좋습니다.

몇 번의 호흡으로도 온몸을 이완할 수 있게 되려면, 하루 2시간씩 10일에서 20일 정도 연습이 필요합니다. 이완을 배운 후에 본격적으로 단전형성 수련을 시작합니다.

1단계. 단전형성

　수련의 시작은 단전을 만드는 것부터입니다. 단전은 그릇과 같습니다. 호흡을 통해 들어오는 기(氣)가 물이라면 단전은 그릇처럼 기를 담아둡니다. 단전이 형성되면 호흡을 할 때마다 들어오는 기가 그대로 쌓여서 축기가 되고 운기가 되어 수련에 진전을 봅니다. 단전이 없으면 오랜 시간 호흡을 해도 기는 모이지 않습니다. 이러한 간단한 이치를 몰라서 수년을 허송세월하는 사람을 여럿 보았습니다. 안타까운 일입니다. 강조합니다. 수련의 성과를 얻으려면 먼저 단전을 만드십시오!

　단전을 만들려면 우선 석문(石門)을 정확히 취혈해야 합니다. 석문혈은 하단전의 중심과 통하는 문입니다. 경혈학에서 말하는 석문은 삼초의 모혈로 배꼽 아래 2촌 되는 곳에 있습니다. 개인에 따라 위치가 조금씩 차이가 있으므로 선생의 도움을 받아 취혈하는 것이 좋습니다.

석문단전을 취혈하는 방법입니다. 남자는 좌측 손을 여자는 우측 손을 기준합니다. 시지와 중지를 붙여서 배꼽 아래 놓습니다. 배꼽의 아래 끝선에서 2횡지(1.5촌) 떨어진 곳에 단전테잎(손톱 크기로 동그랗게 오려놓은 것)의 위 끝선이 만나도록 붙입니다.

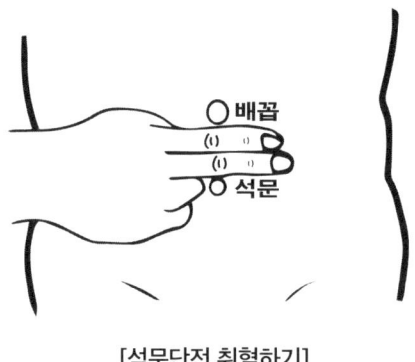

[석문단전 취혈하기]

단전을 만드는 방법은 두 가지가 있습니다. 하나는 혼자 자습하는 방법입니다. 혼자 할 때는 단전에 의식을 집중하여 수련합니다. 시일이 많이 요하지만 불가능하지는 않습니다. 다른 하나는 선생의 도움을 받아 단전을 만드는 것입니다. 요령은 하늘의 기운을 바로 잡아서 단전그릇을 만들어 넣어줍니다. 수련의 경지가 최소 전신주천을 이룬 사람이어야 가능한 방법입니다. 수련은 본래 자기가 공부하는 것이므로 첫 번째 방법을 주로 하고 두 번째 방법은 보조적인 것으로 합니다. 두 가지 방법을 겸하는 것이 최상입니다. 시일은 혼자 자습하는 경우는 하루 2시간 수련을 기준하여 6개월에서 1년 정도면 충분하고, 선생의 도움을 받아 수련하면 3개월 정도면 됩니다.

단전형성은 와식자세에서 합니다. 편안하게 누워서 눈을 감고, 오른손의 손가락 하나로 단전테잎이 붙어 있는 석문혈을 짚고, 왼손의 손바닥을 윗배에 놓습니다. 양 손의 위치는 바꾸어도 상관없습니다. 이것이 와식자세입니다. 와식의 장점은 몸의 이완이 잘 됩니다. 윗배에 손바닥을 대면 깊은 호흡이 가능하여 기가 많이 모입니다. 손가락으로 석문혈을 짚어 의식의 집중을 도우면 석문이 빨리 열립니다. 이런 이유로 단전을 형성할 때는 반드시 와식으로 수련합니다.

수련을 시작하면 먼저 호흡을 몇 차례 하여 온몸을 이완합니다. 그리고 마음으로 심법을 3회 의념합니다. 단전형성의 심법은 다음과 같습니다.

'진기(眞氣)를 하단전 석문(石門)에 축기(蓄氣)한다.'

심법(心法)이란 의식과 무의식을 연결하는 방법입니다. 고요함에 들어가 원하는 것을 여러 번 반복해서 되뇌면 의식과 무의식의 접속이 이루어지고 무의식의 힘을 활용할 수 있습니다. 수련의 여러 단계를 통해 심법을 훈련합니다. 심법을 삶에 응용하면 원하는 많은 것들을 이룰 수 있습니다.

호흡은 가늘고 깊고 고른 조식(調息)을 합니다. 숨을 멈추는 지식(止息)이나 근육의 힘으로 만들어서 호흡하면 안 됩니다. 단전에 기운이 모일수록 자연스럽게 호흡이 깊어지므로 '편안하게 하되 평소보다 조금 깊이 호흡한다.'는 느낌이면 됩니다. 중요한 것은 호흡이 점차 깊어져서 단전에 닿게 하는 것입니다.

호흡이 깊어져 단전에 닿으면 점차 호흡의 길이 열립니다. 호흡의 길이 열리면 기운의 유입이 많아지고, 심신이 상쾌하여 아늑한 느낌 속에 있게 됩니다. 이때의 경험은 수련인마다 조금씩 차이가 있습니다. 〈용호비결〉에는 이러한 경험을 편향증험(片餉證驗)이라 하고, 단전과 통하는 문(門)을 현빈일규(玄牝一竅)라 하여 공부가 바른 길을 가고 있음을 의미한다고 했습니다. 여기서 좀 더 정진하면 단전이 자리 잡히고 단전그릇이 만들어집니다.

호흡의 길을 따라 단전에 기가 모이면 석문이 열리기 시작합니다. 석문을 열려면 한 점에 의식을 집중해야 합니다. 석문에 집중이 잘 될수록 기는 잘 모이고, 기가 많이 모일수록 석문은 빨리 열립니다. 석문이 열리면 곧 단전이 자리를 잡습니다.

2단계. 단전축기

　단전이 형성되면 단전에 축기(蓄氣)를 합니다. 축기는 단전에 기를 모아 쌓는 것입니다. 선도공부는 축기에서 시작하여 축기에서 끝납니다. 수련인은 언제나 단전에 기가 충만히 쌓여 있도록 정진해야 합니다.

　단전축기는 좌식(坐式)으로 수련합니다. 좌식은 기본과정에서 널리 사용하는 방법이므로 정확한 자세를 배워서 익혀야 합니다. 좌식자세의 핵심은 '좌골 앉기'입니다.

　우선 편안하게 앉는 것부터 시작합니다. 한쪽 발을 당겨서 발뒤꿈치가 회음혈 부위에 닿도록 놓고 다른 쪽 발을 그 발 앞에 놓습니다. 이런 상태에서 허리를 숙여 엉덩이를 살짝 뒤로 뺐다가 천골을 세워 좌골로 앉습니다. 그대로 척중(脊中)을 펴고, 턱을 가슴 쪽으로 가볍게 당깁니다. 양 손은 오른손으로 왼손을 감싸고 두 손의 엄지손가락을 가볍게 맞댄 후 단전 앞에 가볍게 놓습니다. 자세가 안정되면 눈을 감고 호흡을 하여 전신을 이완합니다.

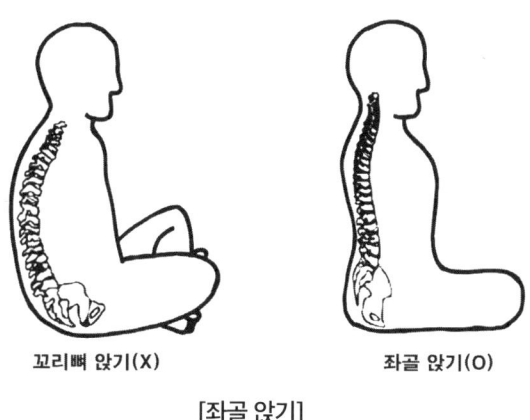

꼬리뼈 앉기(X)   좌골 앉기(O)

[좌골 앉기]

단전축기의 심법은 단전형성의 그것과 동일합니다. 수련에 들어 3회 의념합니다.

'진기(眞氣)를 하단전 석문(石門)에 축기(蓄氣)한다.'

단전축기는 단전형성의 연장선상에 있으므로 시일을 많이 요하지는 않습니다. 단전이 만들어진 이후에 하루 2시간 수련을 기준하여 1개월 정도면 충분하고 더 오래 수련하여도 좋습니다. 더 좋은 것은 쉬지 않고 수련하는 것입니다. 단전축기와 관련한 구결을 소개합니다.

> 「일을 하거나 휴식할 때도, 앉아있거나 누워있을 때도, 말을 하거나 침묵할 때도, 분주할 때나 고요할 때도, 늘 생각하여 잊지 말고, 마음의 뜻을 단전에 두어라(行住坐臥 語黙動靜 念念不忘 意守丹田).」

단전에 축기가 되면 여러 가지 현상을 경험하게 됩니다. 먼저 호흡력입니다. 깊은 호흡으로 체액의 순환이 좋아지므로 머리가 맑아집니다. 단전이 충실해지고 몸의 중심이 잡혀 마음도 안정을 얻습니다.

기감으로는 단전이 뜨거워지거나, 때로는 찢어질 듯 아픈 경우도 있습니다. 대체로 단전이 자리 잡을 때나 단전이 더 커질 때 이런 기감들이 옵니다.

수련이 잘 될 때는 의식이 단전에 몰입되어 내면의 몸이 산처럼 크게 느껴질 때가 있습니다. 때로는 깊은 고요 속에 의식만 홀로 있는 순일한 상태를 경험하기도 하고, 단전이 살아있는 것처럼 저절로 호흡의 리듬을 타기도 합니다.

지금까지 이완하는 방법과 단전호흡법, 마음을 활용하는 심법, 바르게 앉는 자세, 의식의 집중 요령 등을 차례로 설명드렸습니다.

석문을 열고 단전을 만들어 축기를 할 수 있으면 비로소 선도에 입문한 것입니다. 선도는 심기쌍수(心氣雙修)의 공부입니다. 기가 한 걸음 나아가면 마음도 한 걸음 나아가고, 마음이 한 걸음 나아가면 기도 따라 한 걸음 나아가야 합니다. 입문을 통해 단전을 이뤘으니 마음공부의 기초에 대해 말씀드리겠습니다.

무심관

무심관(無心觀)은 마음의 여백을 음미하는 것입니다. 마음의 여백[無心]이란 시간적으로는 생각 이전이요, 공간적으로는 생각과 생각 사이입니다.

수련 중에 고요함과 맑음을 느끼는 것으로써 무심관을 단련합니다.

일상 중에 잡념이 떠오르면 '이런 생각도 드는구나!' 하고 무심한 상태에서 바라봅니다. 생각은 흘러서 사라지고 다시 여백이 느껴집니다. 때로는 생각과 생각을 오가며 여백의 사이가 매우 짧은 순간도 있겠지만 그래도 괜찮습니다. 생각에 휘둘리는 것도 매우 자연스러운 것입니다. 다만 조금씩이라도 생각 사이의 여백을 느껴봅니다. 마음도 훈련이 되면 훈련된 마음이 더 자연스러워집니다.

생각이 많아지고 감정이 휘몰아쳐 고통스러울 지경이면 '이런 감정도 있구나!' 하고 감정의 느낌을 음미해봅니다. 생각은 멈추고 감정만 느껴봅니다. 고통스러운 감정을 음미하는 것은 처음은 어렵지만 익숙해지면 오히려 감정의 걸림을 풀어낼 수 있는 힘이 생깁니다. 자연스럽게 감정이 정화되는 것을 경험하고 나면 점점 더 쉬워집니다. 감정을 느끼는 것은 건강한 것입니다. 하지만 감정을 느끼는 것과 휘둘리는 것은 다릅니다. 내가 감정을 느끼는 것이지 감정이 나는 아닙니다. 나의 주체인 마음의 여백에서 대상인 감정을 느껴봅니다.

습관적인 행동을 바꾸고 싶으면 '이런 행동을 하는구나!' 하고 무심한 상태에 머무릅니다. 행동하기 전에 잠깐 멈추고 행동이 반복되는 패턴을 살펴봅니다. 나는 내가 습관처럼 하는 행동을 선택할 수 있습니다. 고요함과 맑음의 상태에 자주 들어갈수록 행동선택의 폭이 넓어집니다. 행동을 바꾸고 싶다면 생각을 멈춘 상태에서 '내가 원하는 게 뭐지?' 물어야 합니다. 질문은 에너지의 방향을 전환시키고 답을 찾게 합니다.

자기분석은 사건의 원인과 결과를 입장을 달리 하여 생각해보는 것입니다. 때로는 도움이 되지만 대부분은 생각이나 감정에 압도되어 휘둘리고 맙니다. 자기 입장에 함몰되지 않고 올바로 사고하려면 먼저 무심관을 닦아야 합니다. 무심관으로 정화력(淨化力)을 얻고 자기분석을 하면 많은 인과를 풀어낼 수 있습니다.

마음을 닦아 세상의 주인으로 살고자 하면 반드시 무심관을 익혀야 합니다. 마음공부는 무심관에서 시작하여 중심관, 신성관, 불이관으로 나아가고 다시 무심관으로 끝납니다.

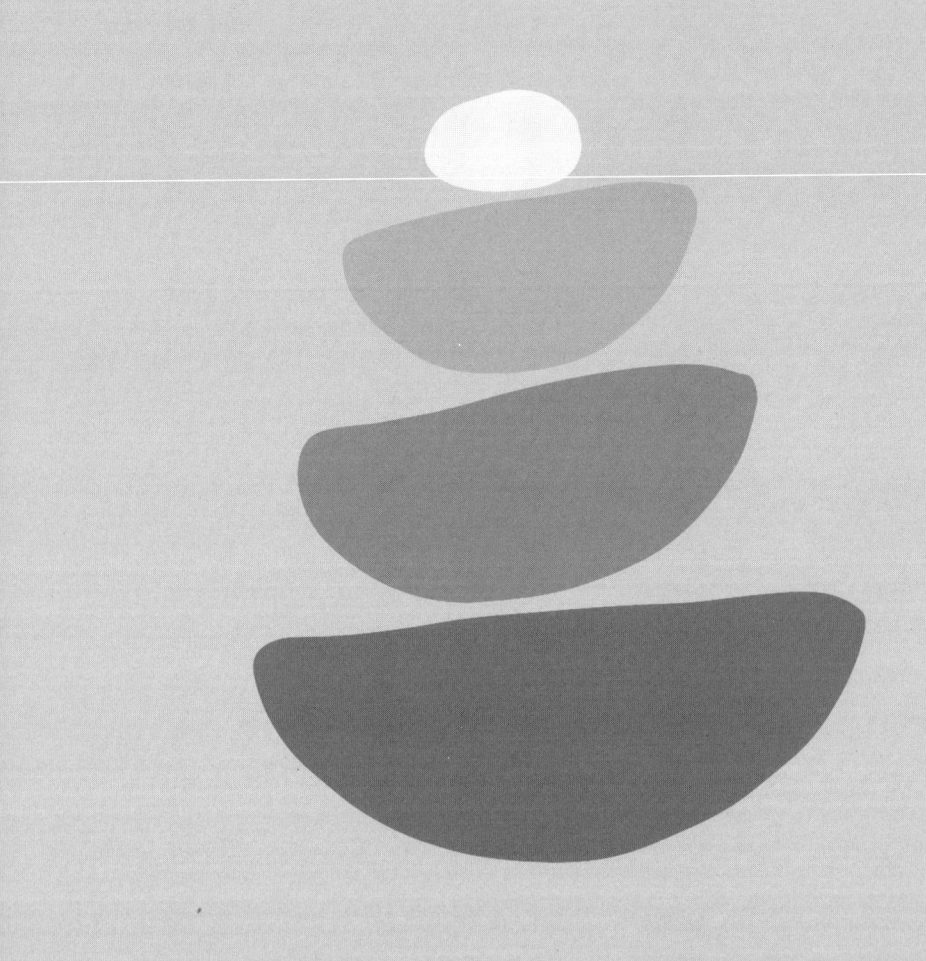

제2장. 기본

몸을 단련하여 진기를 운기한다

기본_몸을 단련하여
진기를 운기한다

　기본과정은 단전에 축기된 기를 대맥과 임독맥, 중맥 등으로 운기하는 단계입니다. 체득사항은 '축기, 운기, 심법'을 통해 진기를 얻는 것입니다. 단전에 기를 축기하여 '고요함'을 얻고, 진기를 운기하여 '맑음'을 얻고, 심법으로 무의식을 다루어 '밝음'을 얻습니다. 기본과정을 통해 수련은 '점'의 단계에서 '선'의 단계로 넘어갑니다.

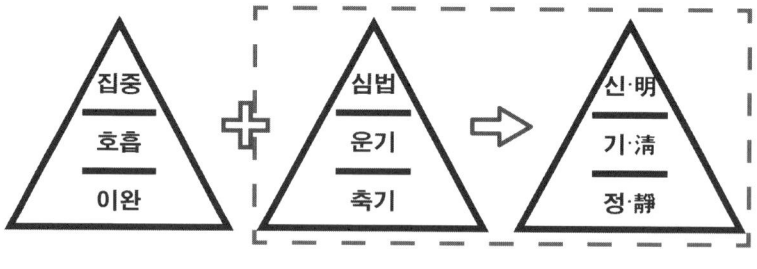

[기본 : 축기 · 운기 · 심법]

기본과정은 연정화기의 단계로 몸을 단련하여 진기를 운기합니다. 기본과정은 대맥운기, 소주천, 온양, 대주천, 체외운기, 환골, 환정 등 3단계부터 9단계까지 총 7단계 공부입니다.

3단계. 대맥운기

　운기(運氣)는 일정한 순서와 방법이 있습니다. 제일 먼저 해야 할 것은 대맥운기입니다. 대맥은 하단전 석문을 시작으로 허리를 한 바퀴 둥글게 돌고 있는 맥입니다. 하단전을 중심으로 운기되는 대맥을 하주대맥(下珠帶脈)이라 합니다. 하주대맥은 인체 상하의 음양을 연결시킵니다. 대맥운기는 '진기(眞氣)를 체득하는 것'이 수련의 핵심입니다.

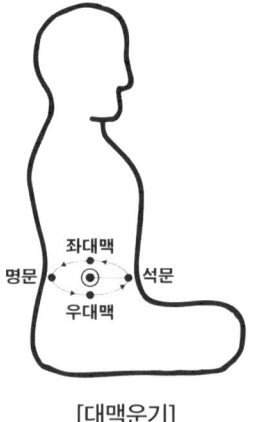

[대맥운기]

하단전 석문에 축기된 기가 가득차서 흘러넘칠 정도에 이르면 대맥운기를 시작합니다. 하주대맥을 진기로 운기하려면 무의식을 사용해야 합니다. 무의식을 사용해야 진기를 얻을 수 있으므로 '무의식의 진기'라 합니다. 심법으로 의식과 무의식을 연결하여 무의식의 진기를 얻습니다. 심법을 마음속으로 조용히 3회 의념합니다. 대맥운기의 심법입니다.

'하주대맥(下珠帶脈)을 운기(運氣)한다.'

심법을 3회 걸고 고요함에 젖어듭니다. 온몸을 부드럽게 이완하고 석문단전에 의식을 집중하여 호흡이 단전에 닿도록 합니다. 단전에 축기를 계속하면 기가 단전에서 넘쳐흐릅니다. 심법은 기가 흘러갈 방향을 정해주는 것입니다. 심법이 수련의 목적이 되고 의식과 무의식을 연결하여 진기를 하주대맥으로 이끌어줍니다.

이렇게 수련하면 축기된 진기가 드디어 대맥을 통해 흘러갑니다. 운기방향은 석문을 중심으로 좌측에서 우측으로 허리를 지나 다시 단전으로 돌아옵니다. 진기가 하주대맥으로 흘러가도 일순간에 대맥을 한 바퀴 돌고 오는 것은 아닙니다. 진기는 생기나 허기와 달리 매우 느리게 움직입니다. 움직이는 것이 거의 느껴지지 않을 정도의 속도입니다. 오히려 채워간다는 느낌에 가깝습니다.

하주대맥을 운기하다보면 더 이상 진기가 흘러가지 못하고 막히는 곳이 있습니다. 보통은 좌대맥과 명문, 우대맥 부근에서 잘 막힙니다. 대개 처음 좌대맥에서 많이 막히고, 대맥이 유통되기 직전 우대거가 막혔을 때 가장 뚫기 힘들어합니다.

경맥을 대나무에 비유하면 이해가 쉽습니다. 진기와 생기의 차이를 예로 들면, 생기는 대나무의 겉면을 따라 흐르는 것과 같아서 순식간에 하주대맥을 일주해버립니다. 진기는 대나무의 겉이 아닌 속을 채우면서 마디와 마디 사이에 있는 막을 뚫고 채워가므로 속도가 좀 더딥니다.

각 단계마다 체득해야 할 공부가 있습니다. 대맥운기의 핵심은 진기를 체득하여 운기하는 것입니다. 진기를 운기하려면, 축기가 되어 있어야 하고, 축기는 입문과정의 이완, 호흡, 집중을 충족해야 합니다. 그리고 무의식의 진기를 사용하는 심법을 익혀야 합니다.

수련자가 생기와 진기를 구별할 수 있는 간단한 방법 몇 가지를 소개합니다. 먼저 하주대맥 운기수련 중에 축기된 기가 좌대맥혈을 지나 대맥과 독맥이 만나는 명문혈에 이르러 전혀 막히지 않고 오른쪽 대맥혈로 흘러갈 때 이는 진기입니다. 또 막힌 곳이 있더라도 이를 뚫고 지나갈 때 기가 독맥을 타고 전혀 올라가지 않으면 이

역시 진기입니다. 하주대맥 전체가 갑자기 뜨거워져서 마치 둥근 고리처럼 허리를 꽉 조이는 느낌이 들 때 이것 또한 진기입니다.

이와는 다르게 경맥이 지나는 피부를 타고 기운이 아주 빠르게 흘러간다면 이는 생기입니다. 또 명문혈까지 운기되다가 갑자기 독맥을 타고 올라가는 징후가 조금이라도 나타난다면 이것도 생기입니다. 기운이 단전에서 대맥으로 흐르지 않고 회음 아래로 내려가서 독맥을 타고 오른다면 이것 역시 생기입니다.

진기와 생기를 정확히 구분하려면 기를 투시해서 빛으로 봐야 합니다. 수련의 경지가 깊어 빛을 투시해서 보더라도 빛의 밝기는 모두 상대적입니다. 진기가 백색빛이면 생기는 잿빛과 같습니다. 수련의 모든 것은 '밝음'이 기준입니다. 생기수련이 아닌 진기수련을 하는 이유도 진기가 생기보다 근본적으로 더 밝기 때문입니다.

기질적으로 보면 생기는 활동적인 만큼 불안정하고, 진기는 차분한 만큼 안정적입니다. 생기와 진기를 상징으로 비유해봅니다. 생기는 '불'과 같아서 급하게 타올라 위로 오르려 하고, 진기는 '물'과 같아서 천천히 채우고 나서 흐르려 합니다. 불을 다룰 때는 신중해야 하므로 전통적으로 문무진화와 목욕온양의 법을 정교하게 씁니다. 반면에 물을 다룰 때는 담아놓을 그릇만 있으면 되니 석문단전과 심법을 간결하게 씁니다.

처음 대맥이 유통된 직후에는 한 번 운기하는 데 30분 정도 시간이 걸립니다. 운기수련은 유통까지가 50% 공부이고 유통 이후 단련이 나머지 50% 공부입니다. 유통도 중요하지만 단련이 더 중요합니다. 매일 매순간 운기하여 진기가 하주대맥을 일주(一周)하는 데 2분이 채 안 걸릴 정도로 단련해놓습니다. 2분 운기는 운기의 완성을 점검하는 최소한의 시간입니다. 운기를 반복함에 따라 진기가 단련되어 시간은 점점 더 줄어듭니다.

여기까지 수련하는 데 하루 2시간 수련을 기준으로 평균 6개월 정도 소요됩니다. 시일을 더하더라도 괜찮습니다. 하주대맥을 유통하면 나머지 중주대맥과 상주대맥의 기(氣)도 상응하여 유통됩니다. 모든 단계의 공부가 그렇지만 한 단계의 공부는 그것 자체로 완성된 공부입니다. 하나의 '원(圓)'입니다. 대맥운기를 통하여 깊은 명상에 들어갈 수 있고 참나를 깨달을 수 있습니다. 그리고 더 나아갈 수도 있습니다. 수련은 대맥운기를 완성하고 소주천을 배웁니다.

4단계. 소주천

소주천(小周天)은 진기를 독맥과 임맥으로 유통하는 단계입니다. 임맥과 독맥을 소통하므로 임독운기(任督運氣)라고도 합니다. 인체의 대맥은 상하의 음양을 연결시키고 소주천은 좌우의 음양을 연결합니다. 소주천을 이루면 상하좌우의 음양이 연결되어 공력이 크게 증진됩니다.

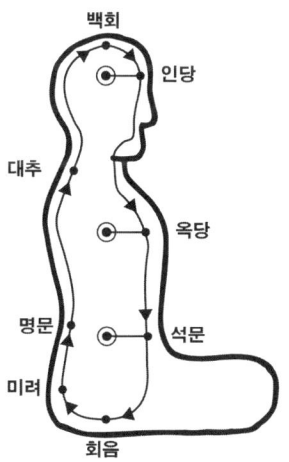

[소주천 임독운기]

소주천의 운기방법은 하주대맥의 그것과 같습니다. 의식을 단전에 집중하여 축기하고 심법으로 진기를 이끌어 운기합니다. 앞서 대맥운기가 그러하듯이 소주천은 일정한 운기방향이 있습니다. 대맥이 좌에서 우로 도는 것이 순행이라면, 소주천은 석문에서 회음을 지나 독맥을 따라 올라가고 임맥으로 내려와 다시 석문에 이르는 것이 순행입니다.

소주천을 이루려면 대맥운기보다 더 많은 축기와 호흡력이 필요합니다. 소주천 공부를 위해 전(前)단계인 대맥운기를 충실히 단련해놓는 것이 좋습니다. 모든 공부는 서로 연결되어 있습니다. 하나의 단계를 가볍게 하면 다음 단계가 무거워지고, 한 단계 공부를 충분히 해놓으면 다음 공부에 도움을 받습니다. 시간을 투자하여 축기도 많이 하고, 대맥운기 복습도 많이 해줍니다.

수련에 들면 소주천 심법을 마음속으로 3회 염원합니다. 소주천 심법입니다.

'임독맥을 운기한다.' 또는 **'소주천을 한다.'**

심법을 3회 걸고 마음의 여백을 느끼며 의식을 단전에 집중합니다. 오직 축기에만 전념합니다. 마치 저수지에 물이 가득차면 넘쳐

흐르고, 수문을 열면 넘친 물은 수로를 타고 흘러가듯이, 단전에 기가 가득 쌓이면 넘쳐흘러서 심법에 의해 경맥을 따라 흐릅니다. 다시 한 번 강조합니다. 선도공부는 축기에서 시작하여 축기로 끝납니다.

진기가 경맥의 막힌 곳을 뚫을 때는 강한 기의 힘이 필요합니다. 보편적으로 시일을 두고 축기하여 충분히 많은 기운으로 경맥을 뚫어갑니다. 수련이 조금 천천히 진행되지만 안정적인 방법입니다. 호흡력을 사용하는 방법도 소개합니다. 우선 호흡을 깊게 하여 단전에 닿도록 합니다. 익숙해지면 호흡이 들어와 나가는 전환점에서 숨을 조금 더 깊고 더 많이 들이쉽니다. 이 방법은 경맥의 막힌 곳을 뚫을 때 매우 효과적입니다.

소주천 운기에도 대체로 막히는 곳들이 있습니다. 먼저 하단전에서 출발한 기가 회음을 지날 때 막히고, 꼬리뼈 미려에서도 막힙니다. 가장 어려운 곳은 대추입니다. 대다수의 수련자가 이곳에서 막히고 대추가 막히면 좀처럼 뚫기 어렵습니다. 대추를 뚫고자 할 때 힘의 반작용으로 머리에 멍해지거나, 하단전에서 중단전으로 기가 치밀어 오르는 경우도 있습니다. 대추가 뚫리면서 중주대맥에 진기가 새롭게 채워집니다. 대추를 뚫은 진기는 단숨에 머리끝에 있는 백회에 이릅니다.

운기수련의 주의점은 '의식의 생기'가 아니라 '무의식의 진기'를 유통한다는 것입니다. 올라오는 기의 느낌에 신경을 쓰지 않고 축기에 집중합니다. 진기가 백회에 이르면 기질이 변하여 아주 시원하고 차가운 느낌의 청량함이 머리를 적셔줍니다. 백회를 기점으로 기질의 음양이 바뀝니다. 그러나 아직 온양을 할 때는 아닙니다. 온양은 소주천이 끝난 다음에 합니다. 아직 소주천이 유통되지 않았습니다. 하단전에 축기를 하여 계속 진기를 올려주어야 합니다.

진기가 인당에 이르면 상주대맥이 진기로 새로이 채워집니다. 이때 상단전 여의주인 신주(神珠)가 둥근 기운과 압력으로 느껴집니다. 진기가 상단전 인당에서 코를 지나 윗입술까지 내려왔을 때 반드시 혀끝은 입천장에 붙이고 있어야 합니다. 진기는 임맥을 따라 중단전부터 하단전까지는 쉽게 흘러갑니다. 수련자의 건강상태에 따라 명현을 겪는 경우가 있습니다. 위장질환이 있으면 중완 부위에서 걸려서 오랫동안 머물 수 있고, 심장질환이 있으면 가슴의 통증을 느끼는 경우도 있습니다. 기의 자연치유 작용으로 보면 될 것 같습니다.

진기가 하단전 석문에 이르면 크고 둥근 기가 잡히면서 훈훈한 기운이 느껴집니다. 마침내 소주천을 이룬 것입니다. 상중하 단전이 하나로 이어지고 상주, 중주, 하주에 있는 세 개의 대맥이 모두 새롭게 유통됐습니다. 또 하나의 '원(圓)'을 이룬 것입니다.

　보통 소주천을 처음 이루면 일주하는 데 40분~60분 정도 시간이 걸립니다. 예를 들면 시계의 시침, 분침, 초침 중 분침이 한 바퀴 도는 정도의 시간입니다. 자주 소주천을 돌려서 분침이 일주하는 시간을 초침의 그것만큼 단련해줍니다. 소주천도 대맥과 마찬가지로 일주 시간이 2분 이내가 되면 완성입니다. 2분 운기의 완성은 수련자의 근기에 따라 백주(百周)에서 천주(千周) 사이가 될 것입니다. 여기까지 하루 2시간 수련을 기준으로 6개월 정도 걸립니다.

　소주천이 유통되면 삼단전이 하나로 연결되어 운기할 때마다 삼주(三珠)가 닦입니다. 삼주는 닦일수록 맑아지고 밝아져서 영력이 커집니다. 강조합니다. 운기는 끊임이 없어야 합니다. 처음 단전을 떠난 진기가 일주천을 하고 다시 단전으로 돌아오면 처음의 진기와는 다른 더 순화된 진기입니다. 운기를 끊임이 없이 지속하면 진기가 기하급수적으로 단련되어 태초의 빛을 빠르게 되찾게 됩니다. 간단하지만 요결입니다.

5단계. 온양

소주천을 이루면 온양을 수련합니다. 온양(溫養)은 단전에서 진기를 끌어올려 백회(百會)에 축기함으로써 음양과 수화의 합일을 이루는 수련입니다. 온양을 이루면 임독맥이 진기의 소생처로 거듭납니다.

대맥운기와 소주천은 호흡을 통해 이루어진 수련입니다. 호흡은 그 자체가 뜨거운 불의 기운[陽火]으로 시원한 물[陰水]과 만나 원만한 경지[調和]를 이루어야 합니다. 온양은 '시원한 물의 진기'를 생성하여 지금까지 호흡으로 키운 '뜨거운 불의 진기'와 합하여 뜨겁지도 않고 차갑지도 않은 '따뜻한 조화의 진기'를 기릅니다.

온양을 완전히 이루면 임독맥이 진기의 소생처로 변환되므로 수련이 획기적으로 발전합니다. 지금까지는 진기를 운용하기 위해서는 의식은 석문단전에만 두고, 심법을 통해 무의식을 활용했습니다. 그러나 온양을 이루면 의식을 사용해도 무의식의 진기를 운용할 수 있게 됩니다.

온양수련을 할 때는 기본자세에서 손 모양에 변화를 줍니다. 양손의 엄지와 식지를 붙인 후 손등이 무릎에 닿도록 올려놓습니다. 온양의 수인(手印)은 폐경과 대장경을 연결하여 음수와 양화의 기운이 합일하도록 도와줍니다.

온양수련은 일반 운기수련보다 오래 앉아있어야 합니다. 수화합일(水化合一)의 진기가 균일하게 몸을 적셔 내려오는 데는 최소 45분 이상의 시간이 필요합니다. 오래 앉기 위해서는 바른 자세로 앉아야 합니다. 다시 한 번 강조합니다. 바른 자세는 좌골로 앉는 것입니다. 요령은 천골을 세우고, 척중을 펴고, 턱을 당긴 후 전신을 이완합니다.

온양수련은 축기된 단전의 진기를 심법으로 하단전에서 독맥을 통해 머리끝 백회까지 끊임없이 올려보냅니다. 심법을 3회 염원하고 의식은 계속 단전에 집중합니다. 온양의 심법입니다.

'하단전의 진기를 독맥을 통해 끌어 올려 백회에 모은다.' 또는 **'온양을 한다.'**

온양은 백회에 축기하는 것입니다. 석문에서 올려보낸 진기가 백회를 넘지 않도록 해야 합니다. 백회를 지나쳐 넘어가면 수련의 진전을 보지 못합니다. 시행착오를 겪으며 오래 연습하면 익숙해집니다.

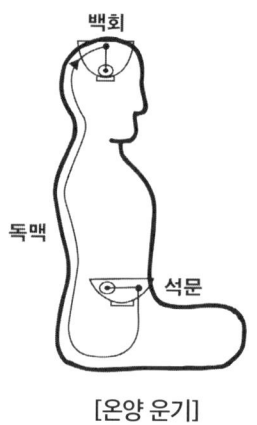

[온양 운기]

백회에 진기가 쌓이면 아주 청량하고 시원한 물처럼 변합니다. 마침내 축기된 진기가 흘러넘쳐서 머리끝에서 발끝까지 서서히 적셔 내려옵니다. 기감은 사람마다 다르지만 대체로 차가운 물이 적셔 내려오는 것과 같습니다. 중요한 것은 계속해서 백회로 진기를 올려보내는 것입니다. 의식은 여전히 석문단전에 두어야 합니다.

흘러 내려오는 느낌에 의식을 빼앗기면 진기가 생기로 바뀌므로 주의해야 합니다. 아직 진기의 소생처를 만들지 못했습니다.

　온양의 차가운 물이 입에 이르면 단침이 고이고 코에서 독특한 향기가 납니다. 단침은 삼키고 향기는 깊이 들이쉽니다. 단침은 위장으로 들어가고 향기는 하단전으로 들어갑니다. 수련이 깊어지면 전신에서 향내가 납니다. 차가운 물이 점차 내려와 허리를 지나고 하단전에 이르면 음수(陰水)의 영향으로 전신에 정(精)이 가득찹니다. 정이 충만해지면 고요함이 깊어지고 고요함이 깊어지면 정은 더욱 충만해집니다. 온양은 깊고 맑은 고요함을 경험하게 합니다.

　차가운 물이 전신을 적시고 발가락 끝까지 내려옵니다. 마지막으로 엄지발가락까지 적서 내려오면 백회와 상단전 인당 사이로 기운의 통로가 열립니다. 그리고 엄지발가락 끝을 적시는 순간 머리끝 백회에서 인당으로 탁구공 크기의 둥근 기운 덩어리가 통로를 따라 미끄러져 떨어집니다. 둥근 기운의 덩어리는 온양을 통해 합일된 수화의 결정체입니다. 수화의 결정체가 상단전 인당을 통해 상주(上珠)로 들어가면 임독맥이 진기의 소생처로 바뀌고 온양 수련이 끝납니다. 여기까지 소요 시간은 하루 2시간 수련을 기준으로 대략 6개월에서 1년 내외입니다. 온양은 유독 수련자에 따라 성취도의 편차가 심합니다. 이는 '얼마나 깊고 오래 고요함에 들어갈 수 있는가?'의 차이입니다. 넉넉히 수련해도 괜찮습니다. 온양이 끝나면 진기는 우리 몸속에서 자연스럽게 자생하게 됩니다. 진기의 완성도가 높아져서 날카롭고 강한 느낌은 줄어들고 맑고 부드러워집니다. 대체로 담백한 느낌입니다.

　온양을 이루게 되면 수련을 하지 않아도 하루 여섯 번씩 자동으로 소주천이 운기됩니다. 대단한 성취이지만 온양이 끝날 때쯤이면 누구나 소주천 일주 시간이 30초 이내가 될 것입니다. 복습을 충분히 하고 있다면 초단위로 시간이 줄어있는 경우도 많습니다. 운기의 요결은 끊임없이 하는 것입니다. 양신을 이룰 때쯤이면 속도는 더 빨라져 초당 수백주천도 가능합니다. 반면 경맥이 단련된 만큼 기감은 무덤덤해집니다. 그 정도로 단련해놓습니다. 온양을 마치고 대주천(大周天) 단계에 들어갑니다.

6단계. 대주천

　대주천은 천기와 지기, 공간의 기를 몸 안의 진기와 소통시키는 수련입니다. 지기는 양 발의 용천과 통하고, 공간의 기는 양 손의 노궁과 통하고, 천기는 머리끝 백회와 통하도록 단전의 진기를 운기하여 오혈을 뚫어줍니다.

　온양을 마치고 진기의 소생처가 생겼으므로 의식을 사용해도 진기를 운기할 수 있습니다. 대주천은 심법을 쓰지 않고 의식을 집중하여 진기를 운기합니다.

　수련자 중에는 의식으로 진기를 다루는 것을 어려워하는 경우가 있습니다. 간단한 방법을 소개합니다. 지금까지 해온 대맥운기와 소주천을 의식으로 운기해봅니다. 먼저 단전에 축기를 하고 의식으로 진기를 이끌어 대맥운기를 합니다. 아주 천천히 진기를 느끼면서 진행합니다. 운기 도중에 기감을 놓치더라도 괜찮습니다. 잠시 멈춰서 기감을 놓친 곳에 의식을 두고 기를 집중합니다. 좌대맥에 집중하여 기를 모으고 의식으로 운기하다가 명문에 집중하여 기를 모으는 식입니다. 여러 번 운기하여 대맥이 익숙해지면 소주천을 같은 방식으로 운기합니다. 의식으로 진기를 집중하고 운기하는 것이 충분히 익숙해지면 대주천을 시작합니다.

　대주천 자세는 기본자세에서 양 손바닥이 하늘을 향하게 하여 무릎 위에 올려놓습니다.

　대주천 운기 순서는 왼쪽 발, 오른쪽 발, 하단전부터 중단전까지 중맥, 왼쪽 손, 오른쪽 손, 중단전부터 상단전까지 중맥, 머리 순입니다. 남녀가 동일한 순서로 진행합니다. 운기 도중에 막히는 곳이 있으면 의식을 두고 그곳에 진기를 집중시켜 뚫고 나갑니다. 호흡력을 사용하면 보다 쉽게 뚫립니다.

　대주천은 단전의 진기를 회음에 집중하는 것부터 시작합니다. 진기의 흐름을 느끼면서 천천히 진행합니다. 너무 조급하면 진기가 아니라 진기를 감싸고 있는 생기를 이끌게 되니 주의합니다. 회음에 모인 진기가 마치 단전처럼 충실해지면 천천히 왼쪽 다리 정중앙을 통해 왼쪽 발바닥 용천까지 보냅니다. 용천에 진기를 집중하였다가 용천을 뚫고 한 뼘 정도 내보낸 후 회수하여 천천히 회음까지 끌어올립니다. 일반적으로 한 달 동안 하루 2시간씩 수련하여 왼쪽 발 하나를 뚫습니다. 마치 단전이 확장되어 왼쪽 발 대주천 통로에 축기되는 느낌으로 천천히 진행합니다. 결코 서둘지 않습니다. 오른쪽 발도 같은 방법으로 운기합니다.

회음에서 중맥을 통해 하단전을 거쳐서 중단전까지 진기를 끌어올립니다. 중맥은 백회와 회음을 관통하는 맥입니다.

진기를 중단전까지 올렸다가 왼팔 중앙을 통하여 왼쪽 손 노궁을 뚫고 밖으로 한 뼘 정도 내보냅니다. 노궁을 뚫을 때는 노궁혈에 의식을 집중하여 진기를 많이 모았다가 뚫어줍니다. 노궁을 뚫고 공간의 기와 통한 후에 다시 중단전까지 회수합니다. 물론 천천히 진행합니다. 오른쪽 손도 같은 방법으로 운기합니다.

중단전에 진기가 회수되면 중맥을 통해 중단전에서 상단전으로 끌어올립니다. 진기가 상단전에 이르게 되면 상주대맥을 왼쪽에서 오른쪽으로 3회 운기하고 백회를 뚫고 밖으로 내보냅니다. 백회를 뚫을 때는 백회에 의식을 집중하여 진기를 보다 강하게 응집시켰다가 뚫어줍니다.

진기가 백회를 뚫고 밖으로 나가 천기와 접하면 다시 백회로 회수해서 상단전에서 마무리합니다. 몸 안의 진기가 양 발 용천과 양 손 노궁, 머리끝 백회 등 오혈(五穴)을 뚫고 천지공간의 기와 통하여 상단전에 이르면 대주천이 완성됩니다. 요결은 몸 안의 진기를 단련하여 내기(內氣)로 오혈을 뚫고 천지공간의 외기(外氣)와 통하게 합니다. 내외를 거꾸로 하면 안 됩니다. 외기를 바로 몸 안으로 받아들여 오혈을 열면 생기수련이 되어 대주천을 이루지 못하니 주의해야 합니다.

대주천을 2분 내로 운기할 있도록 반복 단련합니다. 누구나 백주천 안에 2분 운기가 가능합니다. 일주천 시간이 2분 내로 줄어들면 진기를 회음에서 양 발 용천으로 동시에 운기하고 다시 중단전에 올려서 양 손 노궁으로 동시에 기를 보내고 머리끝 백회까지 운기합니다. 단련할수록 운기 시간은 줄어듭니다. 일주천 시간이 30초 내로 가능하면 하단전에서 오혈까지 의식 분할하여 동시에 운기합니다. 여기까지 하루 2시간 수련을 기준하면 6개월 정도 소요됩니다. 대략 한 개 혈을 뚫는 데 1개월씩 단련하고, 2분 운기 단련을 1개월 정도 합니다. 모든 공부는 조금 늦더라도 넉넉히 단련하는 것이 좋습니다.

7단계. 체외운기

　체외운기는 몸 밖으로 진기를 운기하는 것입니다. 대주천 수련의 운용으로 중맥을 단련하여 천지인을 상합하는 것을 목적으로 합니다. 중맥은 삼단전이 자리 잡고 있는 중요한 맥입니다. 체외운기를 통해 천지공간의 기와 내기(內氣)를 순환시키면 천지인이 상합하고 삼단전이 진기로 충만해집니다.

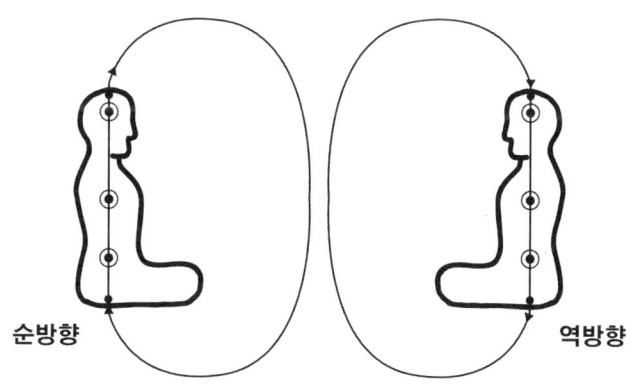

[체외운기 : 순방향 · 역방향]

체외운기는 하단전의 진기를 중맥을 통해 중단전과 상단전으로 올리고, 백회를 통해 몸 밖으로 뽑아서 앞으로 순환시켜 회음을 통해 하단전 석문으로 회수합니다. 이것이 순방향 운기입니다. 체외운기를 시작하면 먼저 순방향으로 단련합니다. 운기 속도는 호흡의 리듬을 타고 자연스럽게 합니다. 중요한 것은 기를 느끼며 감응(感應)하는 것입니다. 순방향 운기를 충분히 한 다음에는 역방향으로 운기합니다.

순방향으로 운기되던 진기를 역방향으로 전환하려면, 하단전의 진기가 백회에 이르렀을 때 잠깐 멈췄다가 백회에서 중맥을 통해 상단전에서 하단전으로 내리고, 회음을 통해 몸 밖으로 뽑아서 앞으로 순환시켜 올리고 다시 백회로 회수합니다. 체외운기 수련을 끝낼 때는 하단전에서 마무리합니다. 전체 수련 시간을 반씩 동일하게 나누어 먼저 순방향으로 운기하고 나중에 역방향 운기를 합니다. 예를 들어 한 시간 체외운기 수련을 한다면 순방향 운기 30분, 역방향 운기 30분을 수련합니다.

체외운기는 순방향과 역방향 모두 단련해야 합니다. 이는 하늘의 운행이 멈추지 않고 낮과 밤으로 호흡하는 것과 같습니다. 대주천 이후 수련자의 내기는 천지공간의 기와 소통하여 천체가 한 번 들이쉬고 한 번 내쉬면 함께 상응하여 호흡합니다. 자연스런 기 순환은 오시(午時)부터 순방향으로 운기되고 자시(子時)부터 역방향으로 운기됩니다.

체외운기는 좌식과 입식 모두 가능합니다. 좌식은 앞서 설명한 방법으로 백회와 회음을 오가며 운기합니다. 입식은 회음 대신 용천을 통해 운기를 합니다. 입식의 순방향 운기는 하단전에서 중맥을 통해 백회로 진기를 뽑아 몸 밖으로 운기하고 양 발 용천으로 받아서 대주천 통로를 따라 하단전으로 회수합니다. 역방향 운기는 앞서 설명한 방법과 동일하게 백회를 전환점으로 하여 운기 방향을 전환합니다.

체외운기는 내외기를 감응하는 것이 요결입니다. 익숙해지면 천지자연과 사람을 대상으로 단련합니다. 가장 쉬운 것은 나무[木]입니다. 공기 맑은 숲에서 건강하게 자란 나무를 대상으로 합니다. 먼저 눈을 감고 나무의 기를 느낍니다. 나무와 감응하면 나무의 기와 나의 기를 순환시켜 체외운기를 합니다.

사람을 대상으로 할 수도 있습니다. 사람을 대상으로 할 때는 신중해야 합니다. 공부 목적으로만 기를 섞어야 합니다. 내가 사랑하는 사람이나 나와 수련단계가 비슷하고 인품 좋은 분을 대상으로 상호 합의하에 수련합니다. 한 사람이 순방향 운기를 하면 상대는 역방향으로 운기합니다. 서로 번갈아가면서 수련합니다. 서로 지나치지 않게 합니다.

동일한 방법으로 해와 달과 별, 그리고 지구를 대상으로 단련합니다. 강조합니다. 대상의 기와 감응하는 것이 중요합니다. 예를 들어 달을 대상으로 체외운기를 한다면, 먼저 달을 보며 달의 기를 느껴봅니다. 눈을 감고 달의 기와 감응하면서 기를 순환시킵니다. 다른 대상도 동일합니다. 한 번에 하나의 대상을 두고 충분히 단련합니다.

체외운기 목적은 천지인의 기를 상합하는 것입니다. 백회 위로 진기를 뻗어 하늘 끝에 닿게 하고, 회음 아래로는 지구의 내핵을 지납니다. 수련자의 내기를 확장하여 천기와 지기를 연결하고 큰 원을 그리며 순환시킵니다. 수련이 깊어지면 순방향 운기 중에는 하단전부터 중단전, 상단전 순서로 기가 차오르고, 역방향 운기 중에는 상단전부터 중단전과 하단전 순서로 기가 채워집니다. 양방향으로 삼단전에 진기가 차올라 중맥에 가득차면 천지인의 기가 상합(相合)합니다. 이로써 하나의 큰 '원(圓)'을 이룹니다. 체외운기는 대주천의 운용입니다. 여기까지 하루 2시간 수련을 기준으로 대략 3개월 정도 소요됩니다. 수련은 항상 기본을 단련하여 깊이를 만들고, 운용의 묘(妙)를 살려 경험의 폭을 넓혀야 합니다.

8단계. 환골

　환골은 진기를 뼈에 축기하여 양정(陽精)을 기르는 것입니다. 정(精)은 생명을 말하며 곧 몸입니다. 정에는 음양이 있습니다. 물질화하면 음정은 장부에서 생성되는 내분비액과 정액이 되고, 양정은 골수를 채우고 혈액을 생성합니다.

　환골은 의식을 사용하여 뼈에 진기를 축기하는 수련입니다. 이때 중요한 것은 뼈를 선명하게 인식하는 것입니다. 뼈를 인식하고 축기하듯 운기합니다. 즉 뼈를 마음속에 그려보고 느끼면서 진기를 채워갑니다. 의식이 가면 기가 따라가고, 기가 가면 혈과 정이 따라갑니다. 의식을 사용하여 진기를 뼈에 채우면 기를 따라 뼛속까지 혈이 순환하고 점차 골수가 차오릅니다. 골수는 혈액을 생성하고 혈액의 순환은 몸을 따뜻하게 합니다.

사람의 골수는 혈액세포와 지방세포 중 더 많은 세포 종류에 따라 일반적으로 적색골수와 황색골수로 나눕니다. 적색골수는 적혈구와 백혈구 등의 혈액을 생성하고 황색골수는 혈소판 등을 만듭니다. 나이가 어릴수록 조혈작용이 왕성한 적색골수가 많으나 나이가 들면서 점차 지방성분의 황색골수로 전환됩니다. 환골은 뼈 축기를 통해 혈액을 생성하는 적색골수를 채우는 수련입니다.

환골을 운기할 때는 먼저 진기를 미려혈에 보내어 천골에 축기합니다. 순서는 천골, 골반, 좌측 대퇴골, 경골과 비골, 좌측 발과 발가락 끝까지 보냅니다. 발가락 끝까지 다 채운 후에는 역순으로 진기를 끌어옵니다. 천천히 축기하듯 운기합니다. 골반에서 다시 우측 다리로 동일한 순서로 운기하고 발가락 끝에서 천골까지 돌아옵니다.

천골에서 척추를 타고 올라와 척중혈 부근 흉추 11번에 이릅니다. 흉추를 하나씩 채워 올라가며 늑골, 쇄골, 흉골로 보냅니다.

진기가 대추혈 부근 경추 7번에 이르면 좌측 견갑골에서 상완골, 척골과 요골, 좌측 손가락 뼈 끝까지 보내고, 손가락 끝까지 다 채운 후에는 역순으로 다시 경추까지 보냅니다. 우측 팔도 동일한 순서대로 운기합니다.

경추에서 머리로 보냅니다. 순서는 경추, 두개골, 얼굴뼈를 지나 다시 경추 7번으로 돌아옵니다.

환골은 세 곳이 중심입니다. 미려혈 부근 천골, 척중혈 부근 흉추 11번, 대추혈 부근 경추 7번입니다. 천골을 중심으로 골반과 다리뼈를 운기하고, 흉추 11번을 중심으로 가슴뼈를 운기하고, 대추혈을 중심으로 팔과 머리의 뼈를 운기합니다.

머리와 얼굴뼈를 운기하고 경추 7번에 이르면, 이제는 양 팔로 진기를 동시에 보냅니다. 대주천 2분 운기를 생각해보면 됩니다. 양 팔의 견갑골, 상완골, 척골과 요골, 손가락 끝까지 보내고 다시 천천히 끌어올립니다. 계속 경추 7번에서 쇄골, 늑골, 흉골을 채우며 내려와 흉추와 요추를 지나고 천골을 채운 후에 양 다리로 보냅니다. 양 발가락 끝까지 보냈다가 돌아와서 천골에서 끝냅니다. 여기까지가 일주천입니다. 매일 일주천하는 것을 기준하여 백주천 이상 수련합니다. 환골을 백주천 정도 하면 뼈에 진기가 가득찹니다. 여기까지 하루 2시간 수련을 기준하여 3개월 정도 소요됩니다.

뼈에 축기가 되면서 뼈가 떨리거나 가득차기도 하고 뜨거워지거나 상쾌해지기도 합니다. 대체로 골수가 차면서 뼈가 묵직해집니다. 환골을 집중적으로 수련하면 명현현상이 많이 옵니다. 가벼운

몸살은 몇 차례씩 오고 기질이 크게 변할 때는 심하게 앓는 경우도 있습니다. 주로 뼛속의 냉기가 빠질 때 그러합니다. 이런 변화를 겪으면서 지방성분의 황색골수가 녹고 적색골수가 차올라 병약한 몸에서 건강체질로 환골탈태(換骨奪胎)합니다. 진기가 골수를 채우고 뼈를 바꾸려면 여러 해를 두고 오래 수련해야 합니다. 건강을 위해 수련하는 사람은 근골운동과 함께 환골을 충분히 단련하기를 권합니다. 환골은 노화를 늦추고 건강관리에 많은 도움이 되므로 평생을 수련할 수 있습니다.

9단계. 환정

　환정(還精)은 오장의 기를 순환시켜 음정(陰精)을 기르는 수련입니다. 전신에 충만한 진기를 운용하여 오장의 정을 가득 채우고 상생을 도와 몸을 더욱 건강하게 합니다.

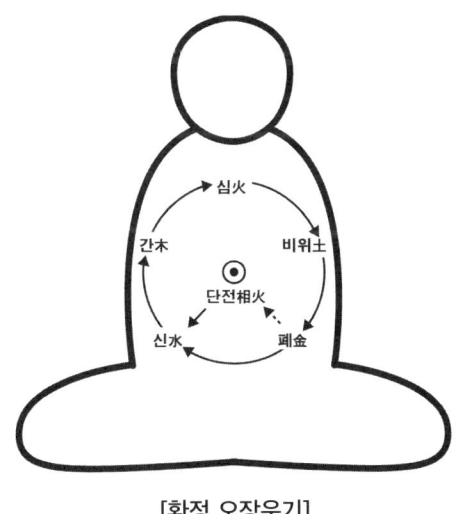

[환정_오장운기]

환정은 단전의 진기를 신장[水]에 보내는 것에서 시작합니다. 오장을 마음속에 그려보고 진기를 느끼면서 오행상생의 방향으로 운기합니다. 한 장부에 진기가 충분히 차올라 자연스럽게 다음 장부로 흐르도록 합니다. 운기 순서는 석문단전[相火], 신장[水], 간장[木], 심장[火], 비위장[土], 폐장[金]입니다. 의식으로 단전의 진기를 신장에 모으고 신장에 모인 진기를 간장으로 보냅니다. 간장에서 심장으로 보내고, 심장에 모인 진기를 비위장으로 보내고, 비위장의 진기를 폐장으로 보냅니다. 이것이 일주천입니다. 운기를 계속할 때는 폐장에 모인 진기를 다시 신장으로 보내어 순행시킵니다. 수련을 마칠 때는 진기를 폐장에서 석문단전에 보내어 소주천을 3회 운기하고 마무리합니다.

한 장부에 기를 모을 때는 10분 내외가 좋습니다. 30분이 넘어가면 장부가 긴장하므로 유념합니다. 환정은 오장에 축기하는 것보다 오행상생의 순서대로 순환시키는 것이 더 중요합니다. 최상의 성취를 얻기 위해서는 대맥운기, 소주천, 대주천 등 기본운기를 하고, 심안(心眼)으로 오장을 보며 오장에 진기를 채워 오행상생의 순서로 운기합니다. 대략 하루 2시간 수련을 기준하여 3개월 정도 수련합니다. 원만함을 얻으려면 환골과 마찬가지로 오랜 시간 수련을 요합니다.

환정의 두 가지 점검 포인트입니다. 하나는 오장을 심안으로 보는 것입니다. 일종의 내관(內觀)입니다. 오장의 정을 기로 승화시켜 환정보뇌(還精補腦)하면 정신이 맑아지므로 오장을 볼 수 있습니다. 이를 미루어 수련 정도를 가늠합니다. 내관은 추후 상급과정 개안 단계에서 집중적으로 수련합니다. 다른 하나는 누진체(漏盡體)를 이루는 것입니다. 누진체란 연정화기(鍊精化氣)하여 정이 몸 밖으로 새지 않는 것입니다.

정기신을 단련한다고 할 때 정은 생명을 뜻합니다. 옛말에 「순으로 하면 사람이 되고, 역으로 하면 신선이 된다(順則爲人 逆則爲仙).」고 하였습니다. 순으로 하면 정이 물질화하여 혈액과 정액이 되고 마침내 사람을 낳습니다. 역으로 하면 정이 기로 승화하여 신을 밝히므로 양신을 이룹니다.

기본과정에서 중급과정으로 넘어가는 경계는 누진체(漏盡體)의 체득 여부에 있습니다. 남성 수련자의 경우 부부관계 시에 사정 조절이 가능한지 여부로 쉽게 확인할 수 있습니다. 어떻게 그것이 가능할까요? 호흡으로 정을 기로 바꾸어 순환시키면 됩니다. 정이 물질화되면 정액이 되어 새어나가지만 호흡을 통해 기를 순환시키면 정은 기로 승화됩니다. 이것은 도공부의 성취 정도를 점검하는 하나의 포인트입니다. 수련이 여기에 이르면 공부가 비약적으로 발전합니다.

여성은 어떨까요? 사람은 모두 본질적으로 동일한 생리체계를 갖습니다. 다만 남녀는 음양의 관점에서 미묘한 차이가 있습니다. 남성은 음양의 정(精) 중에 음정인 정액을 다루는 것을 배워야 하지만, 여자는 양정인 혈액을 맑게 하는 것을 알아야 합니다. 마음이 고요하면 혈액은 맑아집니다. 혈액 안에는 혈구 외에도 많은 내분비호르몬이 있어서 사람은 여기에 영향을 받습니다. 여성 수련자의 경우 호흡을 깊이 하여 정을 기로 승화시키면 혈액순환이 좋아져 몸이 따뜻해지고 감정의 흔들림이 줄어 마음의 평온이 찾아옵니다. 길안내를 잘 받으면 쉽게 깨달음을 얻기도 합니다.

일반적으로 남성은 누진체를 이룬 후에 공부의 성취도가 빨라집니다. 여성은 중심을 자각한 이후에 공부가 깊어집니다. 지도할 때는 남성은 도공부를 중심에 두고 마음공부로 나아갈 수 있도록 안내합니다. 여성은 마음공부에 중심을 두고 도공부가 보완될 수 있도록 합니다. 몇 가지 이유로 부부가 함께 수련하는 것을 권하기도 합니다.

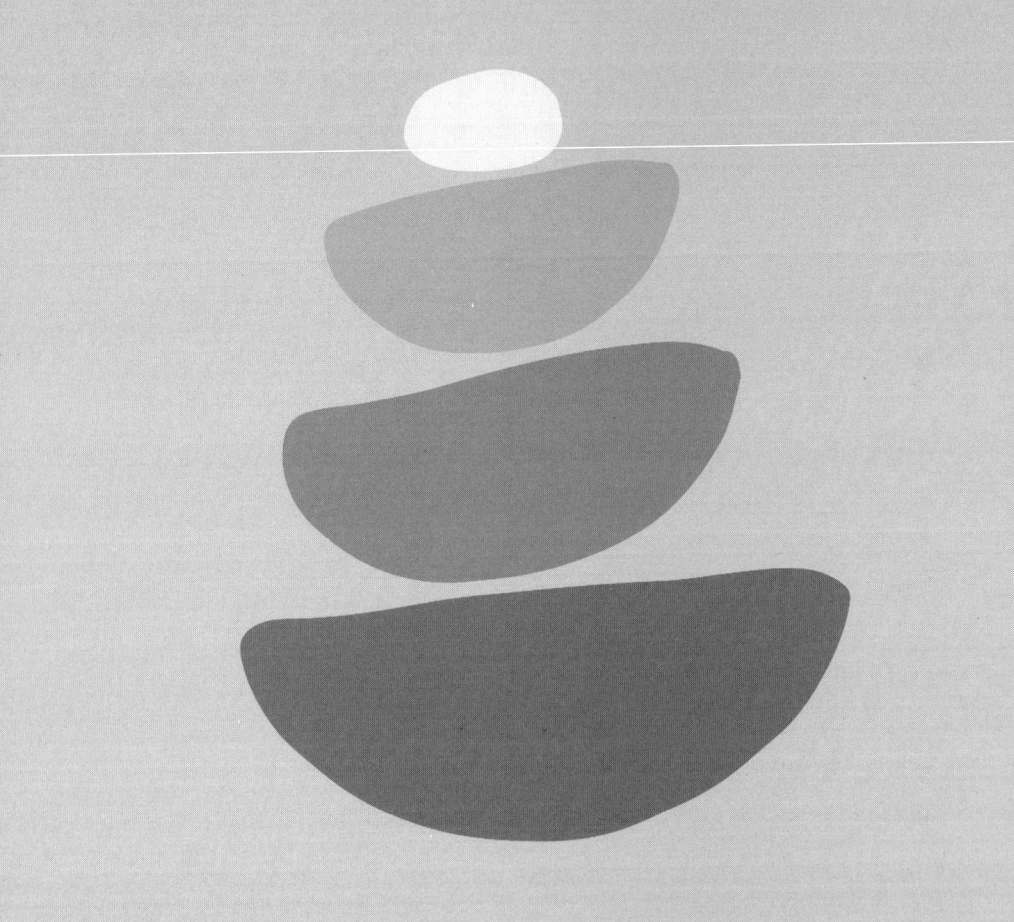

제3장. 중급

진기를 단련하고 마음을 깨닫는다

중급_진기를 단련하고
마음을 깨닫는다

    중급과정은 진기를 단련하고 마음을 깨닫는 단계입니다. 천지간의 기를 전신으로 호흡하며 자기를 분석하고 중심을 자각합니다. 나아가 전신의 세밀한 곳까지 진기를 소통시켜 몸이 곧 기고, 기가 곧 몸인 경지에 이릅니다. 체득사항은 '누진, 개혈, 자각'입니다. 누진(漏盡)은 정을 기화하여 몸 밖으로 새어나감이 없게 하는 것입니다. 개혈(開穴)은 전신의 주요 경혈을 열어 천지간의 기와 직접 소통하는 것입니다. 자각(自覺)은 나를 느끼고 음미하여 의식이 밝고 맑고 고요함에 이르는 것입니다.

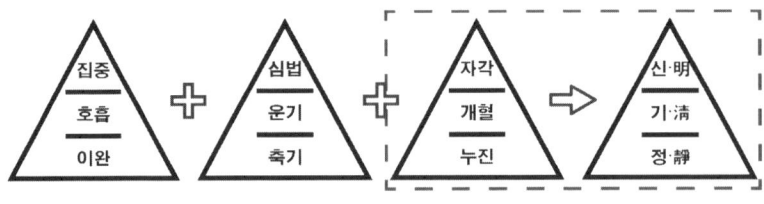

[중급 : 누진 · 개혈 · 자각]

누진을 체득하여 '고요함'을 얻고, 개혈을 체득하여 '맑음'을 얻고, 중심을 자각하여 '밝음'을 얻습니다. 중급과정을 통해 수련은 '선'의 단계에서 '면'의 단계로 넘어갑니다. 경락의 '선'을 넘어 몸의 '면' 전체로 기를 기릅니다.

중급과정 수련자는 언제나 정을 충만히 하여 진기를 운기하고, 전신의 혈을 열어 천지간의 기를 온몸으로 호흡합니다. 이러한 도 공부의 바탕 위에 마음공부를 하면 공부가 나날이 깊어집니다.

중급과정은 전반부와 후반부 공부로 이루어져 있습니다. 전반부는 기를 기르는 양기(養氣)의 단계입니다. 기를 작용으로 삼아 마음을 닦고 본성을 기르는 수심양성의 공부를 위주로 합니다. 후반부는 기를 단련하는 연기(鍊氣)의 단계입니다. 진기로 12경락과 기경8맥을 소통시키고, 진기를 단련하여 빛으로 승화시키는 연기화신의 공부를 합니다.

중급과정은 개혈, 귀일, 관음, 전신주천, 채약, 기화신 등 10단계부터 15단계까지 총 6단계 공부입니다. 개혈, 귀일, 관음을 통해 중심을 자각하고 전신주천, 채약, 기화신을 통해 의식의 집중력을 단련합니다.

10단계. 개혈

개혈(開穴)은 열한 개의 혈을 차례로 열어 근원적인 기와 직접 소통하는 수련입니다. 앞서 우리는 석문혈을 열어 단전을 자리 잡았고, 오혈을 열어 천지공간의 기와 상합하였습니다. 이제 전신의 주요 혈을 열고 우주에 가득한 도광영력의 진기에 녹아들어 인과의 고리를 풉니다.

사람의 존재는 인과의 결정입니다. 시작은 아주 작은 '한 생각의 일어남'입니다. 생각이 일어나면 곧 기운이 움직입니다. 사람의 생각은 감정을 낳고, 감정은 행동을 낳습니다. 모든 것은 서로 유기적으로 연결되어 상호작용하며 인과의 고리를 맺습니다. 그것이 현재의 나입니다.

몇 가지 질문을 해봅니다. '내 마음은 왜 고뇌하고 자유롭지 못한가?', '몸의 질병은 왜 생기는가?' 제가 수련을 하면서 고민했던 주제입니다.

마음이 자유롭지 못한 것은 걸림이 있어서입니다. 걸림이 곧 고리입니다. 마음에 걸림이 있으니 고뇌하게 되고, 마음의 한 생각은 질병으로 나타납니다. 한 생각의 잘못으로 인과의 고리가 맺어지면 그와 상응하는 새로운 문제가 연이어 따라옵니다.

그렇다면 어떻게 해야 할까요? 모든 변화는 나로부터 시작합니다. 인과의 고리를 맺는 것도 푸는 것도 모두 나에게 달렸습니다. 개에게 공을 던지면 개는 공을 쫓아가고, 사자에게 공을 던지면 사람에게 달려듭니다. 어리석은 사람은 개와 같아서 문제를 잡고 풀려 하고, 지혜로운 사람은 사자와 같아서 먼저 스스로 지어온 인과의 고리를 풉니다.

인과의 고리를 푸는 것은 마치 한 덩어리의 소금인형을 바닷물에 넣고 녹이는 것과 같습니다. 좀 더 빨리 녹이려면 덩어리에 여러 개의 천공을 뚫어주는 것이 좋습니다. 개혈수련도 같은 원리입니다.

개혈수련은 심법을 3회 염원하고 시작합니다.

'혈을 열고 도광영력의 진기와 소통하여 스스로 지어온 인과의 고리를 푼다.'

개혈 순서는 인당, 천돌, 뇌호, 태양, 백회, 노궁, 옥당, 용천, 회음, 명문, 석문 순으로 모두 열한 개의 혈입니다. 먼저 인당에 의식을 두고 호흡으로 인당에서 뇌호까지 일직선으로 통하게 합니다. 마치 인당에 코가 있어서 뇌호까지 호흡의 통로를 여는 것처럼 합니다. 여기서 혈은 침구학에서 말하는 작은 경혈점이 아니라 직경 5센티 정도 크기의 해당 부위입니다. 혈이 열려 진기와 소통되면 가슴에 상쾌함이 가득하고 온몸 가득 맑음이 느껴집니다.

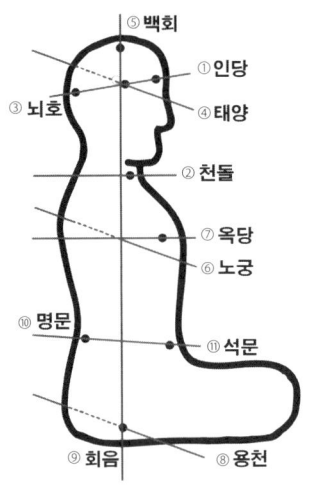

[개혈_11혈 열기]

인당이 통하면 천돌을 엽니다. 천돌이 통하면 뇌호를 엽니다. 뇌호를 열고 태양을 엽니다. 태양혈은 양쪽 옆머리에서 동시에 통하게 합니다. 인당과 뇌호, 양쪽 옆머리 태양이 교차하는 중앙에 상단전이 있게 합니다. 백회를 열 때는 중맥을 통해 회음까지 통하게 합니다. 백회가 통하면 양 손 노궁을 엽니다. 노궁과 노궁을 대주천 통로를 따라 통하게 합니다. 노궁을 열고 옥당을 엽니다. 옥당에서 등 뒤까지 일직선으로 통하게 합니다. 옥당을 열고 양 발 용천을 엽니다. 용천과 용천을 대주천 통로를 따라 통하게 합니다. 용천이 통하면 회음을 엽니다. 회음에서 백회까지 통하게 합니다. 회음이 통하면 명문을 엽니다. 명문에서 단전까지 호흡합니다. 명문을 열고 석문을 엽니다. 석문에서 단전까지 호흡합니다. 열한 개의 혈을 모두 열면 일주천을 한 것입니다. 개혈은 한 번 수련할 때마다 삼주천 이상을 수련하는 것이 성과가 좋습니다. 수련 시간은 매일 2시간 수련을 기준하여 6개월 이상 수련합니다.

개혈을 할 때는 무심관(無心觀)을 합니다. 생각과 생각 사이의 마음의 여백을 느끼며 차례대로 온몸의 혈을 열어갑니다. 고요함에 깊이 젖어들어 호흡으로 혈을 열고 조용히 기를 기릅니다. 기를 기르는 것은 몸의 미묘한 느낌을 음미하며 수련하는 것입니다. 지금까지 운기수련과는 내용은 같으나 초점이 다릅니다. 운기수련은 특정 심법을 통해 기를 단련하는 것이 주목적이라면 개혈은 기를 길러 마음의 걸림에서 자유로워지는 것이 목적입니다.

　개혈수련은 정신적 명현이 꽤 강하게 옵니다. 과거의 상처와 분노, 공허함, 외로움 등 지난 시간의 고통을 다시 경험하는 경우가 있습니다. 그러나 견뎌내야 합니다. 생각처럼 길지 않습니다. 짧게 지나갑니다. 그리고 많은 깨달음이 생깁니다. 수련이 깊어지면서 인과의 고리가 풀리고, 비우되 채워지는 이치와 텅 빈 충만함을 체득하게 됩니다.

개혈육주

개혈육주(開穴六周)는 개혈을 육주천하는 동안 생각을 정리하고 문제를 해결하는 사고법입니다. 개혈육주를 통하여 자기분석과 생각에 힘을 싣는 방법을 배울 수 있습니다. 먼저 한 장의 종이와 펜을 준비하고 바른 자세로 앉습니다.

一周 : 현재 당면한 문제를 인식합니다. (현재문제)

심호흡을 하고, 정신을 맑게 한 후에 개혈을 합니다. 열 한 개의 혈을 차례대로 호흡을 통해 열어갑니다. 일주천을 하는 동안 현재 겪고 있는 문제상황에 대해서 떠올려봅니다. 이것이 문제원인의 과(果)입니다. 직감처럼 떠오르는 생각을 모두 종이에 적습니다.

二周 : 문제원인을 찾아봅니다. (문제원인)

천천히 호흡을 고르며 개혈을 다시 합니다. 이주천을 하는 동안 문제원인을 분석합니다. 이것이 현재문제의 인(因)입니다. 개혈을 하는 동안 떠오른 모든 생각을 종이에 적습니다.

三周 : 원하는 해결상황을 떠올려봅니다. (소망상황)

삼주천을 하는 동안 머릿속에 원하는 상황을 선명하게 떠올려 봅니다. 아주 많은 경우에 자신이 정말 원하는 것이 무엇인지 모를 때가 있습니다. 안다고 해도 구체적이지 않다면 마음의 힘[心力]은 작동하지 못합니다. 이것은 내가 원하는 과(果)입니다. 이것 역시 종이에 모두 적어놓습니다.

四周 : 인과에 의한 미래상황을 예측합니다. (미래상황)

사주천을 하는 동안 소망상황이 원인이 되어 미래에 어떤 결과가 생겨날지 떠올려봅니다. 이것은 소망상황이 원인이 되어 생기게 될 미래의 과(果)입니다. 장기적인 안목을 갖고 긍정적인 영향에 대해 떠올려보고 이를 모두 종이에 적습니다.

五周 : 현재 무엇을 선택할 것인가? (현재선택)

오주천을 하는 동안에 현재 내가 할 수 있는 선택적 대안을 깊이 숙고합니다. 가능한 모든 것을 고려하여 세 개의 대안을 찾아봅니다. 이것이 소망상황의 원인[因]이 됩니다. 이를 모두 종이 위에 적습니다.

六周 : 고요함에 젖어듭니다. (수련입정)

　종이 위에 적혀 있는 내용을 천천히 읽어본 후 눈을 감고 호흡을 고릅니다. 육주천을 하여 온몸의 혈을 열고 도광영력의 진기를 호흡하며 고요함에 젖어듭니다. 충분한 시간을 갖고 마음의 여백을 음미합니다. 눈을 뜨면 종이 위에 적혀 있는 내용을 다시 보면서 지금 해야 할 선택을 떠올려보고 결단을 내립니다.

　이것이 개혈육주를 통한 문제해결 방법입니다. 올바른 생각에 힘이 실리면 문제의 고리는 풀리고 해결의 고리가 새롭게 맺어집니다. 모든 것에는 원인과 결과가 있습니다. 원하는 결과를 분명히 하고 필요한 모든 것을 합니다. 인과의 고리를 맺기도 하고 풀기도 할 수 있을 때 우리는 보다 더 현명해질 수 있습니다.

11단계. 귀일

귀일(歸一)은 모든 것이 하나로 돌아간다는 만법귀일의 뜻이 담긴 수련입니다. 여기서 하나는 석문단전을 말합니다. 귀일은 우주 안에 존재하는 모든 것, 청탁과 선악의 분별없이 극대한 것부터 극미한 것까지 우주 그 자체의 기운을 단전에 담습니다.

귀일의 심법입니다.

'극대한 것에서 극미한 것까지 우주의 모든 기운을 온몸으로 흡수하여 석문단전에 모은다.'

귀일의 심법에는 선도의 진의(眞意)가 담겨 있습니다. 선도는 맑고 좋고 선한 것만 선별하여 수용하는 것이 아니라 일체 모든 것,

탁하고 나쁘고 악한 것마저도 수용하여 맑고 바르고 선하게 승화시킵니다. 도(道)의 본질은 모든 것을 살리는 것입니다.

수련을 시작하면 심법을 3회 염원합니다. 귀일의 수련방법은 비교적 간단합니다. 마음으로 나를 비롯한 전 우주를 품고, 호흡을 깊이 하여 단전에 닿게 합니다. 의식의 일부분은 단전에 두고, 대부분은 온몸에 둡니다. 온몸을 느끼면서 심법으로 우주의 모든 기운을 끌어들입니다.

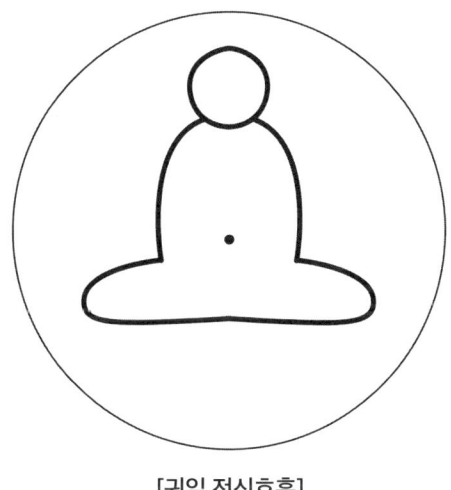

[귀일 전신호흡]

수련 초반에는 피부 모공을 여는 것이 중요합니다. 의식이 온몸에 집중될수록 모공이 빨리 열리고 모공이 열릴수록 더 많은 기운을 흡수합니다. 온몸을 통해 흡수한 기운을 단전에 모읍니다. 모공이 열릴 때 피부가 가렵고 따끔거리기도 하고, 절절하거나 나른한 이완감이 들기도 합니다.

중반에 이르면 단전에 가득찬 기운이 넘쳐서 온몸으로 확장됩니다. 단전을 중심으로 온몸에 기운이 차오르면 호흡은 더 깊어지고 몸은 더 고요해집니다. 온몸이 묵직하면서도 가볍고, 맑으면서 상쾌한 느낌이 듭니다.

완성에 가까우면 수련자의 기운이 온몸을 넘어 무한히 커지는 것을 경험합니다. 우주를 품을 것처럼 무한히 커지던 기운이 어느새 경계가 사라지면 귀일을 이룬 것입니다. 이때 심안으로 투시해 보면 수련자의 몸은 티끌 한 점 없이 순백의 빛으로 가득하고, 기운은 대기권을 뚫고 뻗어나갑니다.

「모든 것이 하나로 돌아가는데 그 하나는 어디로 가는가(萬法歸一 一歸何處)?」〈벽암록〉

그 하나는 어디로 갔을까요? 이것은 체득사항입니다. 기적인 변화만 기준할 때 여기까지 하루 2시간 수련으로 최소 6개월 이상 소요됩니다. 기적인 변화와 달리 심적인 변화는 개인차가 심합니다. 같은 단계를 수련해도 깨달음의 깊이가 다릅니다. 공부를 원만히 이루려면 반드시 심기쌍수(心氣雙修)해야 합니다. 귀일수련을 할 때는 중심관(中心觀)을 함께 닦습니다. 심기가 상합하여 중심을 자각하면 수련자 자신이 전과 다른 의식의 전환을 경험합니다. 이를 '경계를 넘었다.'고 합니다.

중심관

 중심관(中心觀)은 고요함 속에 나를 느껴보는 것입니다. 모든 것에는 중심이 있습니다. 마음의 중심은 본성(本性), 참나[眞我], 순수의식 등으로 불리어지는 지각의 주체입니다.

 온몸으로 천지간의 기운을 호흡하며 고요함에 깊이 젖어듭니다. 고요함을 느끼는 것은 누구인가요? 고요함을 지각하는 나를 느껴봅니다. 그것이 중심(中心)입니다. 중심은 만법귀일 일귀지처(萬法歸一 一歸之處)입니다. 참된 공부는 생각이 아닌 경험으로 체득해야 합니다.

 모든 것은 내가 있으므로 인식됩니다. 내가 없으면 모든 것은 나로부터 사라집니다. 감각으로 인식되는 대상은 참나가 아닙니다.

우리는 감각체계를 통해 보고 듣고 느끼는 정보를 경험합니다. 경험은 대상으로 주체가 아닙니다. 기쁘고 화나고 슬프고 즐거울 때, 나는 기쁨도 화남도 슬픔도 즐거움도 아닙니다. 감정을 경험하는 나는 감정 자체가 아니라 경험하는 자로서 언제나 한결 같은 나입니다. '누가 경험하는가?' 그 나를 느껴봅니다.

내 안에서 수시로 떠들어대는 많은 생각도 참나는 아닙니다. 생각이 나라고 믿을 때 우리는 자유를 잃습니다. 참나는 '생각의 나'가 아니라 '생각하는 나'입니다. '생각'이 아닌 '나'를 느껴보는 것이 중심관입니다. 눈을 감고 고요함에 들어 내면의 나를 느껴봅니다. 생각이 떠오르면 생각을 좇지 말고 '누가 생각하는가?' 자문하고 생각하는 주체를 음미합니다. 생각이 일어나는 순간마다 생각을 일으키는 나를 자각합니다.

수련 중에 기운이 느껴지면 '누가 느끼는가?' 자문합니다. 고요함에 들어 기운을 느끼는 주체를 음미합니다. 생각이 아닌 느낌으로 찾습니다. 모든 감각이 깨어나는 고요한 순간에 나를 느껴봅니다. 고요함을 느끼는 내가 바로 고요함이고 맑음이고 밝음입니다.

내면의 소리를 들으면 소리에 집중하여 '누가 듣는가?' 묻습니다. 대상인 소리를 통해 소리를 듣는 주체를 찾아봅니다. 공부가 깊어지면 마음의 경계를 넘어 분명히 깨닫게 됩니다. '듣는 자'와 '묻는 자'가 둘이 아니듯이 '소리'와 '소리를 듣는 자' 역시 둘이 아닙니다. 대상과 주체가 합일하여 본래 둘이 아님을 깨닫는 것은 선불(仙佛)의 요지(要旨)입니다. 중요한 것은 의심할 바 없이 분명하게 체득해야 합니다.

상급과정 공부입니다. 내면공간에서 빛을 볼 때도 동일합니다. 빛의 변화에 의식을 두지 말고 '이런 것도 보이는구나. 누가 보는가?' 자문해봅니다. 그리고 고요히 나를 느껴봅니다. 무엇이 보이든 보고 있는 주체는 나입니다. 보이는 대상보다 보고 있는 주체인 나를 느끼는 것이 공부의 요결입니다. 보이는 대상에 현혹되면 중심을 잃고 스스로를 속입니다. 참된 공부는 나다워지는 것이지 다른 무엇이 되는 것이 아닙니다. 심지어는 신선이나 부처가 되는 것도 아닙니다. 고요함의 순간마다 나를 느낄수록 수련은 깊어집니다.

중심을 자각하여 모든 공부를 하나로 꿰뚫을 수 있습니다. 강조합니다.

12단계. 관음

관음(觀音)은 상단전의 천음과 하단전의 진기를 공명시키는 수련입니다. 소리에 집중하는 것을 불가에는 관음, 도가에서는 반청이라 합니다. 수련은 진기, 천음, 도광을 모두 원만히 얻는 것이 좋습니다. 진기는 느끼는 것이고, 천음은 듣는 것이며, 도광은 보는 것입니다. 셋(기운, 소리, 빛)은 들어가는 문은 다르지만 결국 같은 하나에 이릅니다. 모두 인과의 고리를 풀고 마음을 닦아 본성을 기르는 작용을 합니다.

귀일을 통해 천지의 극대한 것에서 극미한 것까지 모든 기운이 하나로 되돌아오는 것을 체득했다면, 관음으로 소리와 기운이 다르지 않음을 수련합니다. 즉 느끼는 것을 들을 수 있게 하는 것입니다.

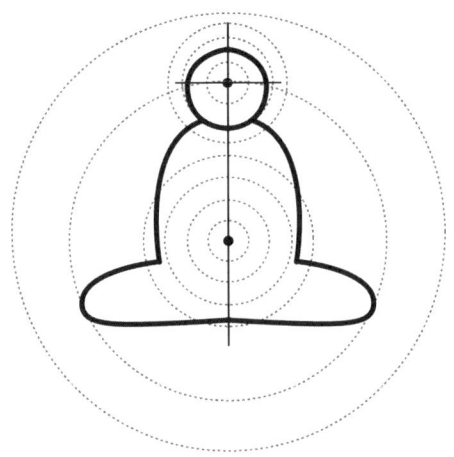

[관음 천음공명]

관음은 조용한 곳에서 수련합니다. 먼저 전신을 이완하고 호흡을 깊이 하여 고요함에 젖어듭니다. 전신의 혈을 열고 온몸으로 호흡합니다. 고요함이 깊어지면 내면의 소리가 들립니다. 고요 속에 들리는 내면의 소리를 천음(天音)이라 합니다. 고요하면 누구나 천음을 들을 수 있습니다.

먼저 상단전에서 천음을 듣습니다. 천음을 들으면서 머리 양쪽 태양, 인당, 백회 순으로 개혈합니다. 상단전을 중심으로 좌우, 전후, 상하를 호흡으로 완전히 통하게 합니다. 그런 연후에 의식을 하단전에 두고 소리를 하단전으로 듣습니다. 하단전을 중심으로 듣는 소리를 단음(丹音)이라 합니다. 중요한 것은 귀로 듣는 것이 아니라 몸으로 듣는 것입니다. 이를 '느끼듯이 듣는다.'고 합니다.

하단전의 진기와 상단전의 천음이 상응하고, 하단전부터 상단전까지 진기가 차올라 전신에 가득차면 온몸으로 내음(內音)을 듣습니다. 내음은 온몸에 진기가 가득차서 들리는 소리입니다.

　수련이 깊어지면서 온몸이 한없이 편안하고 환하게 빛나는 맑은 느낌에 젖어듭니다. 상단전의 천음이 하단전의 진기와 상응하여 전신에 가득차면 소리가 웅장한 저음으로 바뀝니다. 처음에는 유음(有音)이나 점차 소리가 사라진 무음(無音)으로 나아갑니다. '몸을 듣는다.'는 마음으로 유음도 듣고 무음도 듣습니다. 중요한 것은 소리를 통해 내면에 몰입하는 것입니다. 점차 천음과 진기가 완전히 합일하면 내 안과 밖의 경계가 사라지고 천지공간에 오묘한 소리가 가득합니다. 일체가 천음과 공명합니다. 이를 경계를 넘었다고 합니다.

　관음을 수련할 때는 중심관(中心觀)을 함께 닦습니다. 듣는 소리와 소리를 듣는 주체가 합하여 둘이 아님을 체득합니다. 이미 귀일 수련을 통하여 얻음이 있었다면 여기까지 오랜 시간이 걸리지 않습니다. 대략 하루 2시간 수련을 기준하여 6개월 정도 소요됩니다. 개인차를 고려하여 수련을 더 해도 무방합니다.

　관음수련의 가장 좋은 점은 정화력을 얻는 것입니다. 오래 수련하면 마음의 고통에서 벗어나 내면의 평화를 가져다줍니다.

13단계. 전신주천

전신주천(全身周天)은 온몸의 12경락과 기경8맥을 진기로 소통시키는 수련입니다. 전신경맥을 운기하여 진기를 단련하고 의식의 집중력을 기릅니다. 기본과정 이후 여러 단계를 통해 진기를 단련해왔지만, 채약(採藥)을 이루려면 전신주천을 하여 보다 세밀하게 온몸 구석구석까지 진기가 통하도록 해야 합니다.

전신주천을 운기하려면 먼저 각 경락의 위치와 유주방향을 알아야 합니다. 경락은 선처럼 시작하는 혈에서 끝나는 혈까지 연결되어 있습니다. 시작하는 경혈은 기혈, 끝나는 경혈은 종혈입니다. 전신주천은 각 경락의 기혈에 진기를 모아서 종혈까지 의식을 사용해서 운기합니다. 이미 인체 어느 곳이든 의식을 집중하면 집중된 그곳을 단전처럼 만들 수 있습니다. 전신주천 운기는 기혈을 단전으로 만들고 단전이 확장되는 것처럼 경락의 유주방향으로 진기를 집중시켜 운기합니다. 전신주천은 의식을 한 점에 집중하고, 점이 선이 되도록 집중된 의식을 유지하는 것이 요결입니다.

12경락의 각 경락은 좌우 하나씩 쌍을 이루어 폐경부터 간경까지 차례대로 순행합니다. 12경락을 진기로 유통시킬 때는 12경락의 순행 순서에 따라 한 경락을 완전히 단련시킨 후에 다음 경락을 시작합니다. 먼저 해당 경락을 유통시키고 반복 운기하여 단련합니다. 유통이 50% 공부이고 단련이 나머지 50% 공부입니다. 한꺼번에 12경락의 모든 경락을 운기하려면 생기수련이 되어 공부가 부실해지니 주의해야 합니다. 시작은 남녀 모두 좌측부터 하고, 좌측이 완성되면 우측을 하고, 우측이 끝나면 다음 경락으로 넘어갑니다. 각 경락의 순행 순서와 유주방향, 기혈과 종혈은 다음과 같습니다.

① 수태음폐경(手太陰肺經) : 중부(中付) → 소상(小商)

② 수양명대장경(手陽明大腸經) : 상양(商陽) → 영향(迎香)

③ 족양명위경(足陽明胃經) : 승읍(承泣) → 여태(厲兌)

④ 족태음비경(足太陰脾經) : 은백(隱白) → 대포(大包)

⑤ 수소음심경(手少陰心經) : 극천(極泉) → 소충(小衝)

⑥ 수태양소장경(手太陽小腸經) : 서택(小澤) → 청궁(聽宮)

⑦ 족태양방광경(足太陽膀胱經) : 정명(睛明) → 지음(至陰)

⑧ 족소음신경(足少陰腎經) : 용천(湧泉) → 유부(兪府)

⑨ 수궐음심포경(手厥陰心包經) : 천지(天地) → 중충(中衝)

⑩ 수소양삼초경(手少陽三焦經) : 관충(關衝) → 사죽공(絲竹空)

⑪ 족소양담경(足少陽膽經) : 동자료(瞳子) → 규음(竅陰)

⑫ 족궐음간경(足厥陰肝經) : 태돈(太敦) → 기문(期門)

　12경락의 마지막인 우측 간경을 완성한 이후부터는 12경락을 순행 순서에 따라 모두 운기합니다. 여러 번 반복하여 일주천 시간이 2분 내가 되도록 합니다. 12경락을 2분 내 운기하는 요령입니다. 먼저 의식을 분할하여 좌측과 우측 경락의 기혈에 집중하고 동시에 종혈까지 운기합니다. 의식분할과 집중이 익숙해져서 2개 경락을 동시에 운기할 수 있게 되면, 팔과 다리의 좌우 삼음삼양(三陰三陽)의 경락을 한 번에 3개씩 또는 6개씩 운기하는 것도 도전해봅니다. 사람에 따라서는 운기 속도가 빠른 것이 맞는 경우가 있고 느린 것이 맞는 경우가 있습니다. 전신주천의 경우 2분 내 운기 정도면 단련은 충분합니다. 하지만 의식분할과 집중에 대한 훈련을 해 놓으면 상급과정 공부에 도움이 됩니다.

　12경락이 끝나면 기경8맥을 운기합니다. 기경8맥은 대맥, 임맥,

독맥, 양교맥, 음교맥, 양유맥, 음유맥, 충맥입니다. 기경8맥은 이미 유통시킨 대맥과 임맥, 독맥을 제외하고, 양교맥부터 시작하는 나머지 다섯 맥만 유통시킵니다. 방법은 12경락 운기와 같습니다. 기경8맥도 좌우가 쌍을 이루고 있으며 남녀 모두 좌측부터 시작합니다.

　① 양교맥 : 신맥(申脈, 방광경) → 풍부(風府, 독맥)

　② 음교맥 : 조해(照海, 신경) → 정명(睛明, 방광경)

　③ 양유맥 : 금문(金門, 방광경) → 아문(啞門, 독맥)

　④ 음유맥 : 축빈(築賓, 신경) → 염천(廉泉, 임맥)

　⑤ 충맥 : 공손(公孫, 비경) → 공손(公孫, 비경)

　12경락과 기경8맥을 포함한 전신주천을 모두 마치게 되면, 전신의 어느 곳이든 마음 가는 대로 진기를 보낼 수 있습니다. 이제 12경락과 대맥, 임독맥을 포함한 기경8맥 모두를 2분 내 운기가 되도록 단련합니다. 순서는 12경락을 폐경부터 간경까지 운기하고, 기경8맥을 양교맥에서 충맥까지 운기한 후 대맥과 임독맥을 운기합니다. 방법은 12경락 2분 운기와 같습니다. 모두 2분 내 운기할 수 있으면 전신주천을 이룬 것입니다.

14단계. 채약

채약(採藥)은 온몸에 가득찬 진기를 응집하여 결정체로 만드는 수련입니다. 도공부는 정기신을 단련하는 것이 요지입니다. 정의 결정체가 몸이라면, 기의 결정체는 채약이고, 빛의 결정체는 양신입니다. 채약은 기를 단련하여 얻는 최종 산물로 채약수련은 기수련의 마지막 단계입니다.

「크고 조화로운 기가 충만하여 넘쳐흐르면 뼈는 흩어지고 찬 구슬이 만들어진다. 단을 얻으면 신령스럽고 얻지 못하면 기울어진다. 단은 몸 안에 있으니 희지도 않고 푸르지도 않다(太和充溢 骨散寒瓊 得丹得靈 不得則傾 丹在身中 非白非靑).」
〈심인경〉

전통적으로 선도공부는 채약을 단(丹)으로 보고 비중 있게 다뤄 왔습니다. 하지만 본질적인 의미에서 채약은 그다지 중요한 것은 아닙니다. 채약보다 더 중요한 것이 여의주입니다. 우리가 석문을 열어 단전을 자리 잡은 것도 그곳에 여의주가 있기 때문이었습니다. 채약이 생겨나는 것도 여의주의 조화의 일환입니다. 여의주의 조화로 채약을 없앨 수도 있고, 다시 생겨나게 할 수도 있으며, 여러 개를 만들 수도 있습니다. 결국 채약을 포함한 선도수련의 모든 단계는 여의주의 빛을 밝히는 것이 목적입니다.

　채약수련은 의식으로 온몸의 모든 진기를 하단전에 모아 고정시키는 것에서 시작합니다. 채약의 심법입니다.

'도계(道界)의 천냉수(天冷水)를 받아 채약을 한다.'

　온몸의 진기를 하단전 한 곳에 집중시키면 서늘한 느낌마저 듭니다. 진기는 마치 물과 같아서 밀도가 낮고 탁하여 불안정하면 수증기처럼 뜨겁고, 밀도가 높고 맑아 안정되면 얼음처럼 차갑게 느껴집니다. 호흡으로 받은 천냉수를 계속해서 진기를 모아놓은 하단전으로 보냅니다. 천냉수와 진기가 섞이면서 하단전의 진기는 더욱 차갑고 딱딱하게 굳어집니다. 채약을 완성하려면 시일이 많이 요구됩니다. 채약을 완성하기 전까지 고정시켜둔 진기가 움직이지 않도록 의식을 강하게 집중합니다. 조급한 마음에 채약을 운기해서는 안 됩니다. 아직 채약이 만들어지지 않았습니다.

　처음 채약을 만들 때는 기운의 덩어리가 크고 밀도는 낮지만 수련할수록 밀도는 높고 크기는 작아집니다. 크기가 작아질수록 차갑고 딱딱한 느낌은 더 커집니다. 완전히 딱딱하게 굳어서 고체화되면 채약이 완성됩니다. 수련 시간은 매일 2시간 수련을 기준하여 3개월에서 6개월 정도 소요됩니다. 물론 개인차가 있어서 의식집중과 진기단련 정도에 따라 완성까지 소요 시간이 다릅니다. 처음 채약이 만들어지면 결정이 매우 작습니다. 하지만 계속 채약수련을 반복하면 마치 양파 껍질이 한 겹씩 한 겹씩 씌워지듯이 채약의 크기가 점점 커집니다. 채약은 진기가 뭉쳐서 이루어진 것입니다. 채약을 얻게 되면 전신주천을 이룬 경지보다 기력이 훨씬 강해집니다.

　채약이 완전히 이루어지는 순간은 수련자 스스로가 느낄 수 있습니다. 모든 공부는 수련자 자신이 공부의 성취를 자각할 수 있어야 합니다. 삶이 자기 이해의 과정이듯이 자신의 공부를 인지하지 못하면 공부한 것을 전혀 쓸 수가 없습니다. 특히 채약 이후 공부는 더더욱 그러합니다. 만약 스스로 인지하지 못했다면 좀 더 시일을 두고 수련하면 됩니다. 결코 서둘지 않습니다.

채약이 완전히 이루어지면 채약으로 체내운기를 시작합니다. 지금까지 진기로 했던 모든 과정을 채약을 통해 다시 단련합니다. 대맥운기부터 시작합니다. 채약을 처음 운기해보면 껄끄러운 느낌이 들고 진기와는 다른 새로운 기감을 경험합니다. 채약은 진기의 결정체입니다. 기력만 강해진 것이 아니라 기감도 강렬한 맛이 있습니다. 대맥운기가 충분하면 소주천, 대주천, 전신주천을 차례로 단련합니다. 채약운기는 경맥만 단련되는 것이 아니라 채약도 함께 단련되어 운기할수록 더욱 딱딱하고 작게 응축됩니다. 전신주천을 채약으로 2분 내 일주할 수 있을 때까지 단련합니다.

　체내운기를 단련한 이후에 체외운기를 합니다. 채약을 통한 체외운기는 대주천 통로와 중맥을 주로 단련합니다. 순방향과 역방향 운기를 모두 단련합니다. 지난 체외운기 단계에서 진기로 운기한 것을 채약으로 대체하는 것입니다. 처음에는 의식을 채약에 일부만 실어 운기해보고 익숙해지면 의식 모두를 싣는 것도 도전해봅니다. 막상 해보면 생각처럼 쉽지 않지만 꾸준히 도전해야 합니다. 의식을 채약에 싣는 연습은 훗날 양신을 출신하여 천지간을 돌아다닐 때 큰 힘이 됩니다. 수련의 모든 단계는 유기적으로 연결된 하나의 시스템입니다. 한 단계가 부실하면 다음 단계가 공부가 얕아지고 한 단계를 충실히 단련하면 다음 단계 공부에 도움이 됩니다.

주의할 점은 수련 중에 의식집중을 하는 것입니다. 채약수련 중에 의식집중을 놓치면 채약을 잃어버리는 경우도 생깁니다. 채약을 잃어버리면 다시 만들어야 합니다. 채약을 이미 이뤘으므로 다시 만드는 데 시간이 오래 걸리지 않습니다. 길게는 한 시간, 짧게는 한 호흡에도 만들 수 있습니다. 채약을 만드는 시간도 수련을 반복할수록 짧아집니다.

채약을 여러 개 만들어 운기할 수도 있습니다. 채약을 여러 개 만들어 대맥운기부터 전신주천까지 경락을 채약으로 채워가며 운기해봅니다. 채약으로 온양도 해봅니다. 단전에서 채약을 계속 만들어 독맥을 통해 올려서 지속적으로 백회에 쌓아줍니다. 진기로 온양을 할 때보다 더욱 순도 높은 청량감이 몸을 적시고 내려오는 것을 경험할 수 있습니다.

채약을 여러 개 만드는 것이 익숙해지면 전신경혈에 채약을 넣어줍니다. 인체의 경혈은 좌우 12경락과 임독맥을 합쳐 약 670여 개 혈이 있습니다. 시간을 두고 각 경혈마다 채약을 하나씩 넣어주는 '경혈넣기'를 합니다. 경혈넣기를 하면 처음에는 밤하늘에 무수한 별들이 초롱초롱 빛나듯이 인체 내에 밝은 빛이 가득차서 점점이 빛납니다. 무르익으면 온몸이 밝은 빛으로 가득차고 특히 상단전과 상주대맥이 빛으로 가득찹니다. 채약은 여기까지 수련합니다.

15단계. 기화신

 기화신(氣化身)은 온몸을 진기로 화하게 하는 수련입니다. 우주 천지자연의 모든 기운을 온몸으로 흡수하여 몸이 곧 진기이고 진기가 곧 몸인 신즉기(身卽氣) 기즉신(氣卽身)의 경지에 이릅니다.

 기화신은 중급과정에서 상급과정으로 넘어가는 경계로 '면'에서 '공간'으로 넘어가는 단계입니다. 깊은 수련을 통해 기가 빛으로 화하면 수련자의 내면이 밝음을 품게 됩니다. 이를 신이 밝다는 의미로 신명(神明)이라 합니다. 신이 밝아지면 몸 안에 있는 세 개의 여의주가 완전히 자리를 잡고 본래의 빛을 발하여 수련에 무궁무진한 진전이 있습니다.

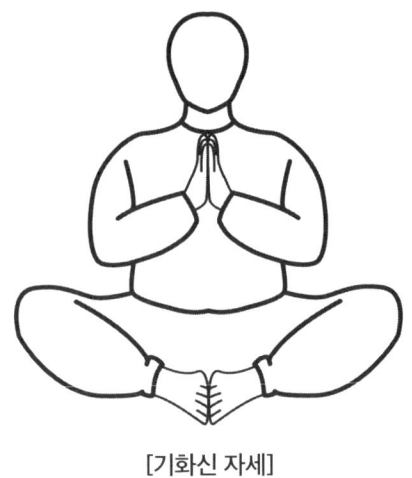

[기화신 자세]

　기화신은 독특한 자세로 수련합니다. 양 손바닥의 노궁과 양 발바닥의 용천을 각각 마주대고, 좌골로 앉아 허리를 쭉 펴고 의식을 온몸에 둡니다. 기화신의 자세를 기화신공(氣化身功)이라 합니다. 기화신공은 오직 기화신을 이루는 데 필요한 자세로 기화신을 이루려면 반드시 기화신공 자세로 수련해야 합니다.

　기화신 수련은 중심관을 함께 닦습니다. 먼저 대주천의 기본자세로 앉아 전신을 개혈합니다. 호흡으로 열한 개의 혈을 모두 열고 온몸으로 진기를 흡수합니다. 고요함 속에서 나를 느껴봅니다. 몸을 통해 나를 느껴보고, 기운을 통해 나를 느껴봅니다. 고요함이 깊어져 온몸이 맑아지면 기화신공 자세를 취한 후에 심법을 염원합니다. 기화신공을 마치면 다시 기본자세로 앉아 전신호흡을 하며 중심관을 닦습니다.

기화신의 심법입니다.

'천지자연의 진기와 생기 등 모든 기운을 온몸으로 흡수한다.'

이렇게 여러 날 수련하면 기화신이 됩니다. 수련이 깊어지면 하단전을 중심으로 흰 빛의 무리가 넓고 둥글게 형성되어 있는 것을 보게 됩니다. 이것은 기화신을 완전히 이루기 직전에 나타나는 현상입니다. 수련에 더욱 몰입하면 둥글고 흰 빛의 무리 안에 여의주를 발견하게 됩니다. 수련자가 자신의 여의주를 보는 순간 기화신을 이룬 것입니다.

기화신을 통해 두 가지 중요한 공부를 체득할 수 있습니다. 하나는 연기화신(鍊氣化神)입니다. 진기가 충분히 단련되면 느끼는 것이 보이는 것으로 바뀝니다. 즉 진기가 빛으로 바뀌는 것입니다. 이를 연기화신이라 하여 도공부의 성취를 점검하는 포인트입니다. 공부는 기를 단련하는 연기(鍊氣)에서 빛을 단련하는 연신(鍊神)으로 발전합니다.

다른 하나는 회광반조(回光反照)입니다. 기를 느끼는 것이 빛을 보는 것으로 바뀌면 중심관은 자연스럽게 신성관(神性觀)으로 발전합니다. 고요함이 맑음이 되고 다시 밝음으로 깊어집니다. 고요함 속에 회광반조하여 나를 느껴보면 어느새 밝음을 인지합니다. 참나를 길러 또 한 번 경계를 넘습니다. 두 가지 공부를 원만히 체득하고 상급과정을 수련합니다.

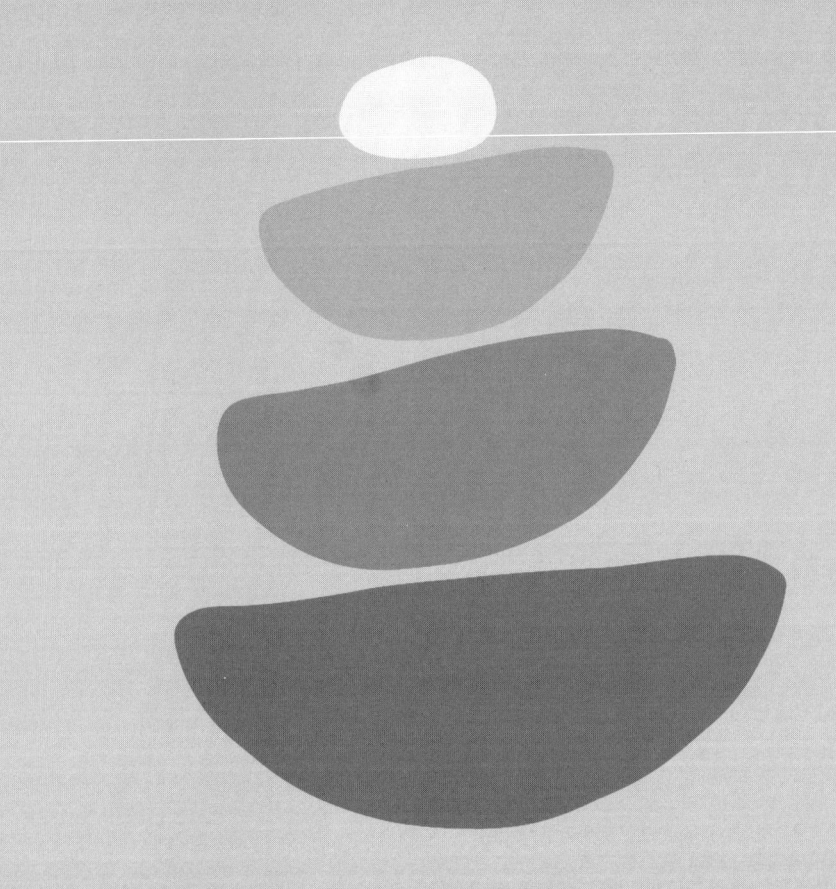

제4장. 상급

빛을 타고 올라 근원에 이른다

상급_빛을 타고 올라
근원에 이른다

    상급과정은 신을 단련하고[鍊神], 신을 기르는[養神] 과정입니다. 연신환원(鍊神還原)하여 신을 단련하고, 원신합일(原神合一)하여 신을 기릅니다. 신(神)은 빛과 의식입니다. 상급과정은 빛과 의식을 수련합니다. 체득사항은 '망형, 출신, 합일'입니다. 망형(忘形)은 의식이 빛과 합일하여 몸의 형체를 잊는 것입니다. 의식이 '면'에서 내면의 '공간'으로 몰입됩니다. 출신(出神)은 양신(陽神)을 이루어 몸 밖으로 나오는 것입니다. 천지공간과 도계를 통해 의식을 단련합니다. 합일(合一)은 대상과 주체가 하나 되어 나를 느끼는 것입니다. 궁극적으로 합일은 빛을 타고 근원에 이르러 태초의 빛과 합니다. 이때 의식이 '공간'에서 '시간'을 거슬러 오릅니다.

    상급과정은 빛을 보고 의식을 훈련합니다. 심층심리학에서 말하는 '무의식의 의식화' 과정입니다. 빛을 보려면 의식이 고요함과 맑음을 넘어 밝음에 이르러야 합니다. 빛을 빛으로 인식하는 눈이 심안(心眼)입니다. 한당 선생님께서는 양신을 출신하기 전에 보는 것을 영안(靈眼), 출신 이후에 보는 것을 도안(道眼)으로 구분하셨습니다. 저는 구분 없이 심안이라 부릅니다. 심안을 훈련하는 방법은 상급과정에서 다시 소개합니다.

선도는 정기신을 단련하여 마음 하나로 통하는 공부입니다. 합일은 선도공부의 최고 요결입니다. 합일을 체득하는 것이 곧 마음공부입니다. 고요히 중심을 자각하고 빛과 하나로 통합니다. 단전의 중심을 잡고 진기를 얻어 전신경맥을 유통시켰듯이, 참나를 깨달아 빛의 모든 형상을 하나로 꿰뚫고 태초의 빛과 합일합니다. 중심을 자각하지 못하면 참나를 알 수 없어 생각의 나로 합일하니 스스로 공부를 속이게 됩니다. 이것은 쉽게 말했지만 중요한 요결입니다.

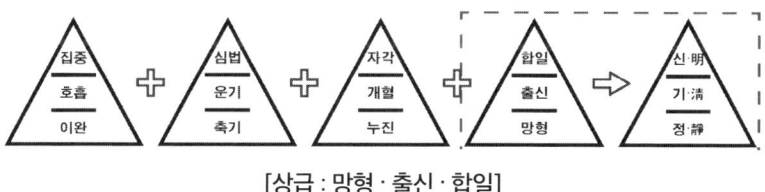

[상급 : 망형 · 출신 · 합일]

상급과정은 개안, 양신, 도계, 합일 등 16단계부터 19단계까지 총 4단계 공부입니다. 개안을 통해 심안을 열고, 양신과 도계를 통해 의식을 훈련합니다. 합일을 통해 근본마음의 참뜻을 깨닫고 처음과 끝이 이어져 원(圓)을 이룹니다.

16단계. 개안

　개안(開眼)은 심안(心眼)을 열어 내관(內觀)하는 수련입니다. 내관은 내면에 몰입하여 느끼듯이 보는 것입니다. 내관을 하여 기를 빛으로 인지합니다.

　수련자가 기화신을 이루어 여의주를 본 이후부터는 양신수련에 들어갑니다. 상급과정은 보는 것을 위주로 공부하므로 심안을 얻는 것이 중요합니다. 심안이 밝을수록 공부가 잘 됩니다. 빛을 보는 공부는 난이도가 상당히 높습니다. 본다는 것이 수련자에게 종종 넘기 힘든 벽이 되는 경우가 있으므로 별도 개안 단계를 훈련합니다. 개안수련은 양신수련을 보조하는 단계입니다. 내관을 닦아 상급과정의 벽을 넘을 수 있게 합니다.

개안수련은 지금까지 공부한 여러 단계를 복습하며 내관을 수련합니다. 핵심은 느끼는 것을 보이는 것으로 전환하는 것입니다. 전환은 대개 자연스럽게 이뤄집니다. 깊은 고요함에 젖어들어 의식을 보다 맑게 하면 기가 빛으로 인식됩니다. 결국 고요함이 모든 공부의 처음과 끝입니다. 고요함의 깊이가 관건일 뿐 공부는 이치대로 진행됩니다. 고요함은 맑음이 되고 맑음은 밝음이 됩니다. 훈련과정은 다음과 같습니다.

먼저 도광주천(道光周天)을 합니다. 도광주천은 도광을 전신경맥으로 주천하는 것입니다. 도광을 보기 전에 먼저 진기를 보아야 합니다. 대맥운기부터 시작합니다. 진기로 대맥을 운기하며 기운의 느낌에 집중합니다. 느낌이 깊어지면 진기가 점차 밝게 인식됩니다. 처음에는 빛을 시각화하여 감각의 전환을 촉진시키는 것도 도움이 됩니다. 익숙해지면 한 호흡에 느끼듯이 볼 수 있습니다. 대맥의 빛을 보며 운기할 수 있으면 소주천, 대주천, 전신주천을 차례로 도전합니다. 처음에는 본다는 것이 쉽지 않을 겁니다. 잘 되지 않으면 오래 운기하여 진기를 보다 강하게 집중하고 의식을 더 고요하게 가라앉힙니다. 진기를 빛으로 보는 것이 익숙해지면 본격적으로 도광을 모아 주천합니다. 심법으로 도광을 단전에 모으고 빛을 보면서 수련합니다. 대맥운기부터 전신주천까지 차례대로 도광으로 가득 채워갑니다. 전에는 기로 느껴지던 몸이 빛으로 바뀌어 순백으로 보입니다.

　다음은 환골(換骨)을 합니다. 환골은 뼈에 축기하는 것입니다. 뼈에 축기하는 과정에서 뼈를 시각화하여 뼈를 느끼면서 진기를 모았습니다. 개안수련은 환골을 통해 뼈가 흰 빛으로 차오르는 것을 보면서 수련합니다.

　뼈 투시가 가능하면 환정(還精)을 합니다. 환정은 오장을 운기하는 것입니다. 오장의 정을 기화시키면서 오장을 내관합니다. 처음에는 오장의 모양과 색을 시각화하면 도움이 됩니다. 의식이 깊어지면 한 호흡에 입정하여 내관할 수 있습니다.

　마지막은 심안을 직접 훈련합니다. 온몸의 혈을 열고 전신호흡을 하며 수련에 몰입합니다. 고요함에 깊이 젖어들어 나를 느낍니다. 먼저 나의 몸을 느끼고 주변 공간을 느낍니다. 눈을 감고 내 몸과 주변 사물들을 하나씩 구체적으로 떠올려보며 마음으로 인지합니다. 마음으로 본다는 것은 공감각적으로 인식하는 것입니다. 마음으로 사물의 촉감을 느껴보고 모양을 떠올려 선명하게 바라봅니다. 느끼는 것과 보는 것은 감각을 인식함에 있어서 동일한 것입니다. 훈련하면 할수록 의식의 감각은 더 발전합니다.

17단계. 양신

양신(陽神)은 신외지신(身外之身)으로 몸 밖의 몸입니다. 뜻으로 풀면 '빛으로 된 몸'입니다. 신외지신은 정신수련 문화의 핵심으로 동서고금을 막론하고 여러 이름으로 소개되어 있습니다. 이집트 문화에서는 '카', 불가 문화에서는 '의생신', 서양 마법문화에서는 '아스트랄체', 현대 심령학에는 '유체' 등으로 표현됩니다.

양신과 유체 등을 구별하는 가장 큰 차이는 빛의 밝기입니다. 저는 빛이 밝으면 양신(陽神), 상대적으로 어두우면 유체(幽體), 좀 더 어두우면 염체(念體)로 구분합니다. 결국 모든 공부는 '얼마나 빛이 밝은가?'로 기준합니다.

「태초로부터 인간 자신이 가장 중심이고 처음이며 마지막 근

본자리라는 그 진리에 도달하기 위한 수행 과정을 道라 한다.」〈한당師〉

도를 공부하여 보다 깊은 도의 세계[道界]에 들어가고자 하는 수련자는 반드시 양신을 이루어야 합니다. 양신은 천지간을 날아다니며 도계를 넘나들 수 있는 빛의 결정체입니다. 양신을 타고 빛을 거슬러 올라 의식의 근원에 이릅니다.

양신수련은 먼저 의식을 사용하여 도계의 빛을 받습니다. 도계의 빛을 도광(道光)이라 합니다. 처음에는 백회를 열어 도광을 받고 점차 전신을 개혈하여 온몸으로 받습니다. 온몸으로 도광을 받아 의식이 점차 도광과 합일하면 내면공간으로 몰입됩니다. 양신수련은 내면공간에서 진행됩니다. 양신수련의 첫 번째 관문입니다. '내면공간에 몰입하라.' 온몸을 이완하고 깊은 고요함에 젖어 '몸의 형체를 잊을 경지[忘形]'가 일상이 되도록 수련합니다.

내면공간에 들어가면 그대로 도광을 받아 하단전 여의주로 보냅니다. 양신수련은 과정마다 여러 심법을 사용합니다. 처음 수련을 시작하면 **'온몸으로 도광을 받아 하단전 여의주로 보낸다.'**는 심법일 겁니다.

도광이 여의주에 닿으면 여의주의 빛이 변하기 시작합니다. 중요한 것은 무심히 관조할 뿐 여의주의 변화에 의식을 빼앗기지 않는 것입니다. 입문과정부터 무심관을 닦아온 수련자라면 이 과정을 어렵지 않게 넘어갑니다. 하지만 마음공부를 소홀히 한 수련자라면 여의주의 변화에 쉽게 의식을 빼앗기곤 합니다. 첫 번째 시험인 셈입니다. 의식을 빼앗기면 중심은 흔들리고 의식은 여의주의 변화로 옮겨가서 도광은 끊어지고 여의주는 보이지 않게 됩니다.

여의주를 관조하며 도광을 온몸으로 받아 계속 여의주로 보냅니다. 도광으로 여의주가 닦이고 빛을 발하여 수련은 더욱 깊어집니다. 여의주의 빛은 오색(五色)을 순서대로 발하다가 최종적으로 오색이 모두 어우러진 밝은 빛을 발합니다. 제일 초보적인 빛이 검은색입니다. 먼저 검은색의 여의주를 보고 점차 흰색, 푸른색, 붉은색, 황금색 순서로 닦입니다. 양신수련은 자주 내면공간에 들어가서 여의주를 자주 볼 수 있어야 합니다. 시일을 많이 요하는 공부이므로 집중하되 서둘지 않습니다.

여의주의 빛이 황금색을 발하는 것을 본 이후에도 계속해서 수련 정진합니다. 밝음이 더 밝아지면 빛을 투시하여 빛 속을 볼 수 있습니다. 결국 황금색 여의주의 빛을 뚫고 여의주 속을 볼 수 있게 됩니다. 수련자가 계속 수련 정진하면 어느 날 문득 여의주의

희뿌연 빛 속에서 사람의 형태를 한 무언가를 발견하게 됩니다. 도광을 받으며 깊이 몰입하면 사람의 형태가 점차 또렷해지고 수련자 자신의 모습과 같음을 보게 됩니다. 이것이 양신이며 빛으로 만들어진 도체입니다. 처음 양신이 탄생하면 갓난아이 모습으로 보입니다.

탄생한 양신은 두 가지 방법으로 키웁니다. 하나는 양신과 의식을 분리하여 온몸으로 받은 도광을 보이는 양신에게 보냅니다. '**도광을 받아 양신으로 보낸다.**'는 심법을 걸고 수련합니다. 다른 하나는 의식을 양신과 합일하여 양신의 몸으로 바로 도광을 받습니다. '**양신과 합일한다.**'는 심법으로 합일하여 '**도광을 받는다.**'는 심법을 걸고 도광을 받습니다. 두 가지 방법은 의식의 분리와 합일에 대한 기초적인 훈련이므로 모두 수련합니다.

도는 스스로 그러한 것을 따릅니다(道法自然). 양신수련 이후 모든 공부는 자신의 힘으로 충만함 속에 밀려서 진행되어야 합니다. '늘 빛에 젖어있는 것'이 요결입니다. 어려운 공부입니다. 유혹도 많습니다. 하지만 공부가 어렵다고 타인의 힘에 기대어 쉽게 얻으려 하면 정말 중요한 것을 놓칩니다. 욕심내지 않는 마음을 보배로 여겨야 귀한 것을 얻습니다. 그것은 바로 '나 자신'입니다. 강조합니다. 공부는 노력해서 스스로 얻는 것입니다(力行自得).

양신이 도광을 받아 힘을 키우면 하단전 여의주[下珠]를 뚫고 중단전 여의주[中珠]로 올라옵니다. 양신은 중단전의 여의주에서 다시 힘을 받아 상단전의 여의주[上珠]로 오릅니다. 양신이 상단전에 이르면 두정(頭丁)을 열고 몸 밖으로 내보내야 합니다. 두정을 열고 양신을 내보내려면 훨씬 더 많은 빛의 힘이 필요합니다. 여기도 두 가지 방법이 있습니다. 하나는 양신을 상단전 여의주에 두고 도광을 오래 모으는 것입니다. 빛의 힘이 쌓여 넘치면 저절로 출신됩니다. 다른 하나는 양신을 상주에서 중주, 하주로 내리고 다시 하주에서 중주, 상주로 올리는 것을 반복하여 의식의 힘을 키우는 것입니다. 두 가지 방법을 다 수련합니다. 빛의 힘이 쌓이면 두정이 열리고 양신이 빛을 타고 머리 위로 나옵니다. 이를 출신(出神)이라 합니다.

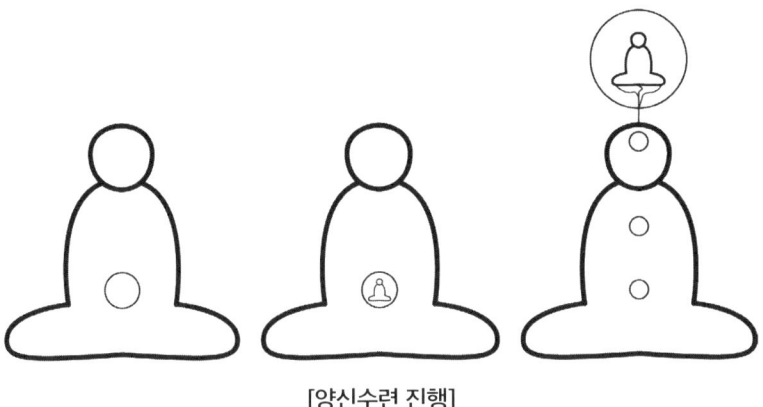

[양신수련 진행]

처음 양신을 출신하면 머리 위에서 20센티미터 정도 떨어진 곳에 주먹만 한 것이 떠있습니다. 의식을 양신과 합일하여 밑을 보면 수련자 자신의 몸을 볼 수 있습니다. 다시 의식을 몸으로 옮기면 머리 위에 양신이 떠있는 것을 볼 수 있습니다. 물론 육안이 아니라 심안으로 봅니다. 의식으로 몸과 양신 사이를 오가며 도광을 받아 양신을 키웁니다. 양신과 합일하여 도광을 받기도 하고, 의식을 몸에 두고 도광을 바로 양신에게 보내기도 합니다. 주먹만 하던 양신이 빛의 힘으로 커져서 등신대(等身大) 크기로 자랍니다.

양신이 사람처럼 커지면 의식을 양신과 합일하여 움직이는 훈련을 합니다. 이것은 많은 단련의 시간을 요구합니다. 처음에는 몸 주위를 돌아다니는 것에도 상당한 힘이 필요하지만 꾸준히 반복해야 합니다. 훈련하고 훈련하고 훈련해야 합니다.

> 「남이 한 번 해서 능하다면 나는 백 번을 하고, 남이 열 번 해서 능하다면 나는 천 번을 한다. 이러한 것을 실천할 수 있는 정성이라면 아무리 어리석은 사람이라도 현명해질 수 있고, 아무리 유약한 사람이라도 굳세질 수 있다(人一能之 己百之 人十能之 己千之 果能此道矣 雖愚必明 雖柔必强).」〈중용〉

출신 이후에 양신을 훈련하는 방법입니다. 먼저 양신과 합일해야 합니다. 두 가지 방법이 있습니다. 하나는 도광을 받아 하단전 여의주에서 양신을 보고 합일하는 것입니다. 다른 하나는 심법으로 **'양신과 합일한다.'** 하여 합일이 되면 도광을 온몸으로 받는 것입니다. 처음에는 두 가지 방법을 모두 수련하고 점차 익숙한 것을 선호해서 수련합니다. 일단 출신을 하면 우선적으로 자신의 몸(양신)을 살펴봅니다. 만져보고 바라보고 움직여봅니다. 그 다음은 집 안 구석구석을 돌아다닙니다. 벽과 가구, 사물 등을 여러 각도에서 보고 느끼고 경험합니다. 훈련을 반복하여 온몸의 감각을 개발하고 심안이 완전히 열리도록 합니다. 점차 활동 영역을 넓혀갑니다. 집 주변을 돌아다니거나 친구의 집을 방문해보는 것도 도전합니다. 수련을 마칠 때는 반드시 몸으로 돌아와서 끝내야 합니다. 처음에는 같은 곳을 오가며 반복 훈련할수록 성과가 좋습니다. 수없이 많은 훈련을 통해 진정한 '몸 밖의 몸'을 얻습니다.

양신을 타고 천지간의 여러 곳도 돌아다녀 봅니다. 천지간을 돌아다닌다는 것은 양신이 완전히 성장하여 자유로이 움직일 수 있게 되었음을 뜻합니다. 양신을 완전히 단련하면 앞으로 공부에 있어 두 가지 선택지를 갖게 됩니다. 하나는 신을 기르는 양신(養神) 공부이고, 다른 하나는 신을 단련하는 연신(鍊神) 공부입니다.

신을 기르는 양신(養神) 공부는 양신(陽神)을 육신과 합일하여 그대로 망형(忘形)하는 것입니다. 형체를 잊을 지경이면 깊은 고요함이 맑음이 되고 밝음이 되어 온몸이 흰 빛으로 티끌 하나 없이 빛납니다. 그대로 회광반조하여 무심관부터 차례로 중심관과 신성관을 닦습니다. 공부가 무르익으면 중심을 자각하여 경계를 넘나드는 것을 자재(自在)하게 됩니다. 이를 매일의 수련으로 삼습니다.

신을 단련하는 연신(鍊神) 공부는 양신(陽神)을 출신하여 도의 세계에 입문(入門)하는 것입니다. 도계를 통해 의식을 단련하고 합일의 이치를 체득합니다.

18단계. 도계

도계(道界)는 양신을 타고 빛을 거슬러 올라 경험되는 도의 세계입니다. 도계수련을 통해 의식을 단련하고 '공간'을 넘어 '시간'의 단계로 나아갑니다.

「道를 닦는다는 것은 처음 태어났던 곳으로 돌아가기 위한 역과정의 수련이다.」〈한당師〉

선도는 정기신을 다루어 마음 하나로 통하는 공부입니다. 선도의 학습체계는 전통적으로 삼련법(三鍊法)을 따릅니다. 정을 단련하여 기로 바꾸는 연정화기(鍊精化氣), 기를 단련하여 신으로 바꾸는 연기화신(鍊氣化神), 신을 단련하여 허로 돌리는 연신환허(鍊神還虛)입니다.

정(精)을 단련할 때는 '**호흡과 몸**'이 필요합니다. 그래서 우리는 호흡으로 오장육부와 근골을 움직여 생명의 원천인 정을 단련했습니다. 충만해진 정에 호흡이 닿으면 정은 기로 화합니다.

기(氣)를 단련할 때는 '**단전과 경맥**'이 필요합니다. 기본과정과 중급과정에서 석문단전에 축기하고 12경락과 기경8맥을 운기하여 진기를 단련했습니다. 진기가 전신경맥에 가득하고 신즉기(身卽氣)에 이르면 기는 빛으로 화합니다.

그렇다면 신(神)을 단련하기 위해서는 무엇이 필요할까요? 그것은 '**양신과 도계**'입니다. 도계는 신을 단련하는 의식의 훈련장입니다. 마치 기를 단련할 때 전신경맥을 운기했던 것처럼 도계수련을 통해 의식을 최고로 단련할 수 있습니다.

도계를 의혹 없이 공부하려면 먼저 양신을 충분히 단련해야 합니다. 단련을 거듭하여 의식을 몸에서 분리하고, 양신과 합일하여 육신처럼 경험되게 합니다. 도계는 심안을 열고 양신을 완전히 단련한 이후에 의미가 있는 곳입니다. 보이지 않고 느끼지 못하면 경험할 수 없습니다. '**양신을 육신처럼 단련하라.**' 도계수련의 중요한 요결입니다.

준비가 되면 도계에 입문합니다. 양신과 합일하여 육신의 머리 위에 띄우고, 도광을 받으며 하늘을 바라봅니다. 이때 의식은 양신에 있어야 합니다. 때가 무르익으면 하늘에 희고 큰 밝은 빛이 나타납니다. 희고 밝은 빛은 도계로 들어가는 통로입니다. 흰 빛을 보면 양신을 타고 빛 속에 들어가 빛의 근원지까지 올라갑니다. 빛의 근원지가 2천 도계입니다. 2천 도계는 전생의 영들이 무리지어 존재하는 곳입니다. 2천계에 오르면 도계에 입문한 것입니다.

한당 선생님 문하에서는 도계 구조를 열한 개의 차원이 다른 하늘로 표현합니다. 표현의 차이가 있고 구조를 설명하기 위해 숫자를 붙여놓았으니 2천보다 3천이 높고, 3천보다 4천이 높다고 보일지 모르겠습니다. 그러나 본래 도에는 안과 밖, 높고 낮음이 없습니다. '높다'는 것은 '깊다'는 것과도 같습니다. 도계에 오른다는 것은 의식의 더 깊은 곳으로 들어가는 것이기도 합니다. 결국 자기 자신의 실체[中心], 근원의 상[原象], 근본 마음[本心]에 이르고자 하는 것입니다.

수련자의 양신이 도계에 입문하면, 2천계를 포함한 몇몇의 하늘에는 수련자의 태초의 빛, 원신(原神)이 있습니다. 양신이 도계에 입문하면 원신과 만나 합일합니다. 도계를 여행하는 동안 몇 번의 중요한 합일을 이룰 것입니다. 합일을 하면 신성관(神性觀)을 잡고 깊이 나를 느껴봅니다. 신성관은 밝음을 통해 나를 느끼는 것입니다. 상급과정은 양신을 단련하여 도계에 입문하고 태초의 빛과 합일하는 공부입니다. 이를 '연신환원(鍊神還原)하여 원신합일(原神合一)한다.'고 합니다.

다시 한 번 강조합니다. 도계에 입문하기 전에 양신을 완전히 단련해야 합니다. 도계는 양신을 타고 직접 경험하는 것입니다. 몸으로 먼저 경험하고 나중에 이해합니다. 사전 정보는 적을수록 좋습니다. 불필요한 정보는 선입견을 주고 실제 공부를 어렵게 합니다. 선입견은 욕심을 불러오고 욕심은 조급함을 부릅니다. 조급하면 도를 잃습니다.

조급함 때문에 허상(虛像)을 보는 예입니다. 2천계 위에 3천계가 있다는 것을 알고 2천계 공부를 하다가 '3천계에 오른다.'는 심법을 겁니다. 그럼 3천계에 올라갑니다. 또는 권위를 내세운 누군가가 '너의 원신은 이렇고, 너의 궁은 이런 모습이야.', '내가 올려줄 테니 이렇게 하면 이런 게 보일 거야.'라고 하면 그렇게 보입니다. 또 '원신이면 합일한다.'는 심법을 걸고 합일이 되면 '원신이겠지.' 하고 그냥 믿어버립니다. 이렇게 수련하는 사람들이 무리를 지으면 군집효과로 아예 환상천(幻想天)이 생깁니다. 사람의 뇌는 상상과 실제를 구분하지 못하여 믿는 것을 만들어서 봅니다. 잘못하면 현실

감을 잃고 광인(狂人)이 되기도 합니다. 수련자는 스스로 경계해야 합니다.

　도게수련은 신비로운 여행입니다. 몇 가지 주의사항을 숙지하면 안전한 여행을 즐길 수 있습니다. 아무쪼록 재미있는 여행이 되길 바랍니다. 우리 인생을 포함해서 모든 여행은 여행 자체가 보상입니다.

19단계. 합일

「합일의 이치를 터득하니 내가 없고, 내가 없으니 천지에 내가 가득하다.」〈한당 師〉

도공부의 최고 요결은 합일(合一)입니다. 합일은 대상과 주체가 만나 하나가 되는 것입니다. 궁극적으로 양신을 타고 빛의 근원에 이르러 자신의 태초의 빛, 원신(原神)과 합니다.

도계의 열한 개 하늘을 순차대로 올라 최초의 원신과 합일합니다. 단전의 중심을 잡고 진기를 얻어 전신경맥을 유통시켰듯이, 중심을 자각하여 참나를 깨닫고 태초의 빛이 이뤄놓은 모든 형상들을 하나로 꿰뚫습니다.

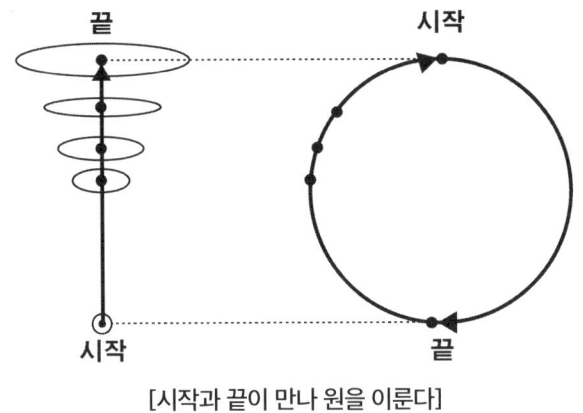

[시작과 끝이 만나 원을 이룬다]

원신과 합일하면 깊은 고요함에 젖어듭니다. 마침내 처음과 끝이 만나 원[圓]을 이뤘습니다. 태초의 빛에서 지금의 내가 왔고, 나는 다시 처음의 그것과 만났습니다. 본래 잠시도 떨어져 있지 않았음에도 다시 만났으니 나는 어디서 와서 어디로 가는 걸까요? 나는 누구일까요? 조용히 고요함에 젖어들어 나를 느껴봅니다. 도(道)는 본래 말이 없습니다. 나를 느낄 뿐 있는 그대로 밝고 맑고 고요합니다.

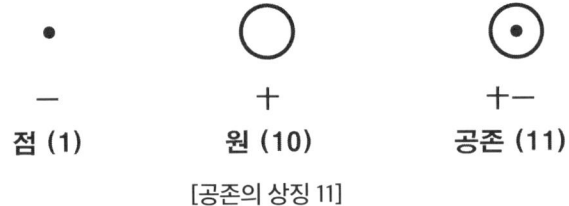

[공존의 상징 11]

처음과 끝이 만나 '원'을 이루면 공부는 '점', '선', '면', '공간', '시간'

을 거쳐 다시 '점'으로 돌아갑니다. '점'과 '원'이 공존하는 세계가 11천계입니다. '11'은 처음과 끝이 만나 공존하는 것을 상징하는 숫자입니다. 선도는 정기신을 단련하여 마음 하나로 통합니다. 정기신이 극에 이르러 마음과 통하면 자연스럽게 시작과 끝, 대상과 주체, 있음과 없음, 빛과 그림자가 둘이 아님을 깨닫게 됩니다. 둘이 아닌 마음으로 일체를 살핍니다. 이를 불이관(不二觀)이라 합니다. 불이심이 깊어지면 다시 무심이 됩니다. 도공부는 '점'에서 시작하여 '다시 점'으로 끝나고 마음공부는 '무심'에서 시작하여 '다시 무심'으로 끝납니다.

"둘이 아닌 마음을 깨달으니 나 아닌 게 없고, 일체가 나이니 나라 할 것이 없다."

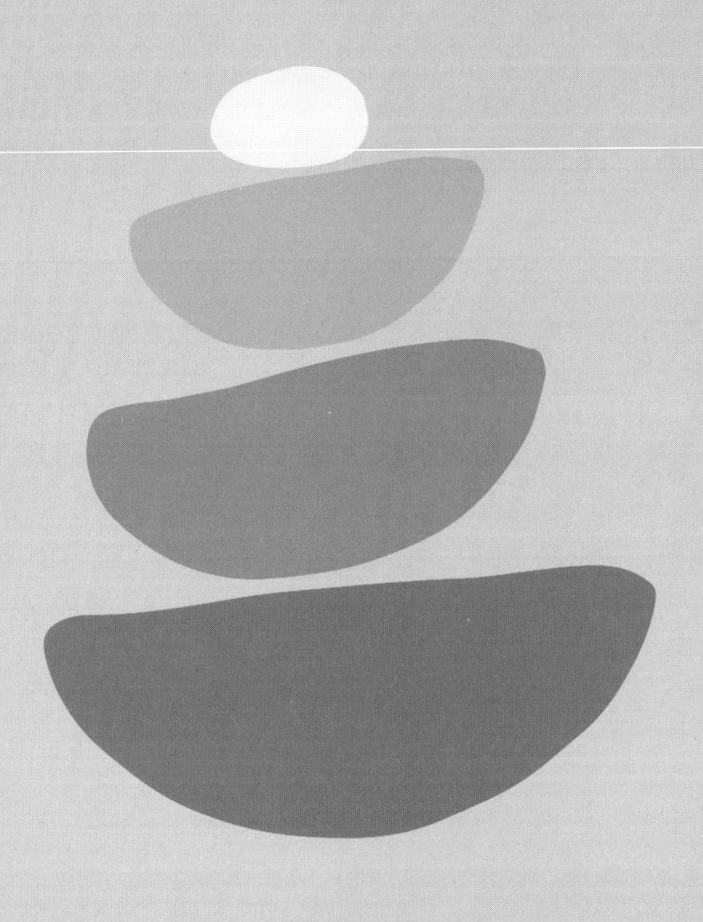

제5장. 낙도낙생

도를 즐기고 삶을 즐긴다

낙도낙생

낙도낙생(樂道樂生)은 도를 즐기고 삶을 즐기는 것으로 세상공부를 말합니다. 낙도(樂道)는 '원'을 보는 것이고, 낙생(樂生)은 '점'을 느끼는 것입니다.

양신이 태초의 빛과 합일한 이후에도 수시로 원신과 합일하여 입정합니다. 합일은 한 번만 하는 것이 아닙니다. 마치 주천(周天)을 돌리는 것처럼 합일과 분리를 반복하여 '원'을 이루고 '원'이 다시 '점'이 되게 합니다. '점'이 되면 모든 형상에서 자유로워집니다.

이제 모든 단계의 수련을 끝마쳤습니다. 수련을 모두 마쳤으니 이제 무엇을 할까요? 수련은 끝이 있지만 수행은 아직 끝나지 않았습니다. 수행은 가치 있는 삶을 사는 것입니다. 인생은 영원한 미제(未濟)입니다. 어떻게 인생을 가치 있게 살 수 있을까요? 누구도 대신 답할 수 없습니다. 우리는 자문자답(自問自答)하여 스스로 답을 찾아야 합니다.

세상은 끝없는 '원'의 만남입니다. 나와 세상의 모든 것은 인과의 고리로 연결되어 끝없이 순환합니다. 모든 인과는 자작자수(自作自受)입니다. 내가 지어 내가 받으니 무엇도 녹녹치 않습니다. 인과를 수용하고 정화할 책임이 그것을 지어온 나에 있을 뿐입니다. 인과를 만나면 둘로 보지 않고 '원'으로 보아 내 안에서 먼저 풀어냅니다. 내 안에 걸림이 없으면 무엇도 나를 구속하지 못합니다.

삶을 즐기는 것은 지금을 음미하는 것입니다. 지금 이 순간 '점'을 느끼고 삶을 음미합니다. 살아있음의 기쁨을 깊은 호흡으로 느껴봅니다. 내가 있으므로 세상이 인식되고 내가 없으면 세상은 나에게서 사라집니다. 나에게 '나'는 모든 것의 시작이고 끝입니다. 나는 모든 것 안에 있고 모든 것은 내 안에 있습니다. 지금 이 순간의 나를 느끼며 세상의 주인으로 삽니다.

운류당 선도수련은 생활인의 도를 추구합니다. 생활인의 도는 거창한 꿈보다는 일상의 소박함을 귀하게 여깁니다. 고요한 몸과 맑은 정신, 가치 있는 삶을 지향하며 수련합니다. 가치 있는 삶은 서로 사랑하며 사는 것입니다. 수련은 끝이 있지만 공부는 끝을 두지 않습니다. 도공부와 마음공부, 세상공부가 원만함을 얻을 수 있도록 합니다. 감히 묻습니다.

"이제 공부한 것을 내놓아보게."

● 맺음말

　어느덧 오십을 바라보는 나이가 되었습니다. 인생의 봄과 여름을 보내고 가을 중턱에 이르러 지나온 세월을 바라보니 몇 가지 아쉬움이 남았습니다. 그중에 한 가지가 이 책입니다. 더 늦기 전에 마음먹은 것을 실행에 옮겨봅니다. 시작하는 마음보다 정리하는 마음으로 이 책을 집필했습니다. 동도를 가는 분들께 조금이라도 참고할 것이 있기를 바랍니다.

　이 책에 주된 내용인 도공부, 마음공부, 세상공부는 삶의 원만함을 추구한 저의 도학의 여정입니다. 처음 선도에 눈을 떴을 때 무엇이 그토록 간절했을까 생각해봅니다. 사춘기 어린 시절의 그 가슴 떨림을 어찌 잊을 수 있겠습니까. 뜻을 세웠지만 이루지 못한 채 보낸 수년의 방황의 시간을 또 어찌 잊을 수 있겠습니까. 최고의 스승을 만나서 공부를 배울 수 있었던 그때의 기쁨을 또 어찌 잊을 수 있겠습니까. 그것의 가슴 벅참이 현실의 무거움으로 느껴질 때마다 소년은 성장하여 어른이 되어갔던 것 같습니다.

도공부에 집념하여 하나의 산을 넘었다 싶었을 때 마음공부의 부족이 보였습니다. 다시 마음공부의 산을 넘고 나니 세상공부의 부족이 보였습니다. 그렇게 길을 돌아 걷다보니 어느새 한 바퀴를 돌았습니다. 공부는 어느 것 하나가 다른 하나를 대체하지 못합니다. 하지만 그 하나에는 다른 둘이 모두 담겨 있어야 할 것입니다. 이것이 제가 배운 것이고, 이 책에서 지향하는 방향입니다. 셋을 두루 공부하는 것은 조금 느리지만 크게 원만한 길입니다.

공부는 신비로운 것을 강조하면 사람을 속이게 되므로 상식적이고 평범하지만 바른 길을 제시하고 싶었습니다. 세상에는 정말 많은 사람들이 있어서 같은 것을 배워도 전혀 다르게 사용하기도 합니다. 누구를 탓할 것 없고 스스로 자랑할 것도 못 됩니다. 길을 걷다 만난 많은 분들은 저에게 스승의 다른 모습으로 보입니다. 우리는 서로를 보며 배웁니다. 저는 가르치는 것보다 배우는 사람으로 살고 싶습니다. 삶이 다하는 날까지 늘 갈망하고 배움을 즐기며 살 수 있기를 희망합니다.

이 책은 지금껏 제가 배우고 지도해온 것을 나름대로 정리한 글입니다. 가급적 군더더기 없이 간결하게 쓰려 했습니다. 마지막으로 책으로 엮어 세상에 나오기까지 도움을 아끼지 않았던 아내와 딸, 그리고 운류당 도반님들에게 깊은 감사의 말을 전합니다.